Lieber Bizzel -
abspannen, entspannen und Ängste! Das wünsche ich Dir für Dein neues Lebensjahr.
Vielleicht kann Dir dieses Buch dabei helfen.
Dein Danny

Dr. Friedrich Hainbuch

PROGRESSIVE MUSKEL-ENTSPANNUNG

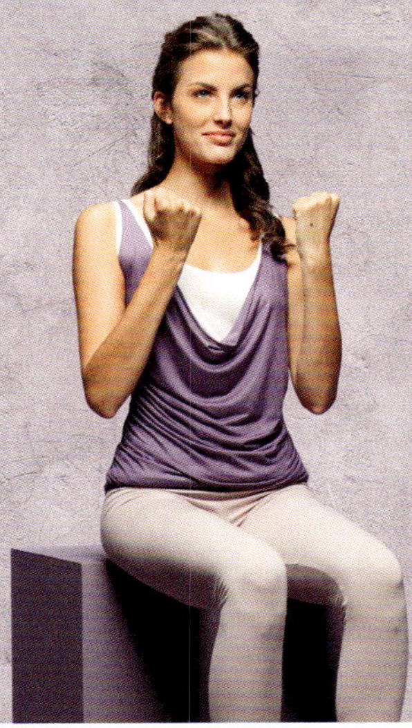

DIE GU-QUALITÄTS-GARANTIE

Wir möchten Ihnen mit den Informationen und Anregungen in diesem Buch das Leben erleichtern und Sie inspirieren, Neues auszuprobieren. Bei jedem unserer Produkte achten wir auf Aktualität und stellen höchste Ansprüche an Inhalt, Optik und Ausstattung. Alle Informationen werden von unseren Autoren und unserer Fachredaktion sorgfältig ausgewählt und mehrfach geprüft. Deshalb bieten wir Ihnen eine 100%ige Qualitätsgarantie.

Darauf können Sie sich verlassen:
Wir legen Wert darauf, dass unsere Gesundheits- und Lebenshilfebücher ganzheitlichen Rat geben. Wir garantieren, dass:

- alle Übungen und Anleitungen in der Praxis geprüft und
- unsere Autoren echte Experten mit langjähriger Erfahrung sind.

Wir möchten für Sie immer besser werden:
Sollten wir mit diesem Buch Ihre Erwartungen nicht erfüllen, lassen Sie es uns bitte wissen! Nehmen Sie einfach Kontakt zu unserem Leserservice auf. Sie erhalten von uns kostenlos einen Ratgeber zum gleichen oder ähnlichen Thema. Die Kontaktdaten unseres Leserservice finden Sie am Ende dieses Buches.

GRÄFE UND UNZER VERLAG
Der erste Ratgeberverlag – seit 1722.

ENTSPANNEN, AUSRUHEN, KRAFT TANKEN

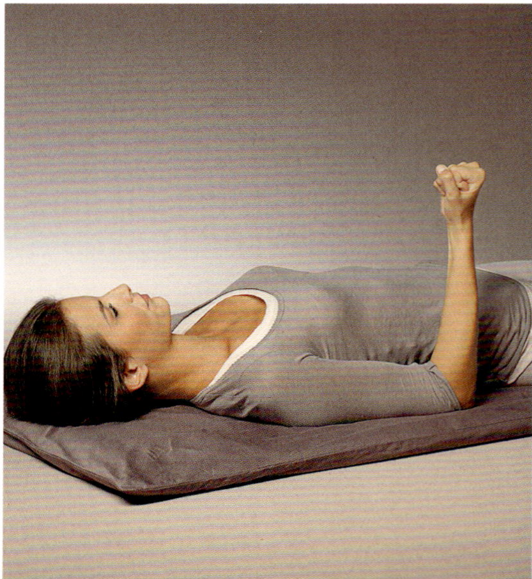

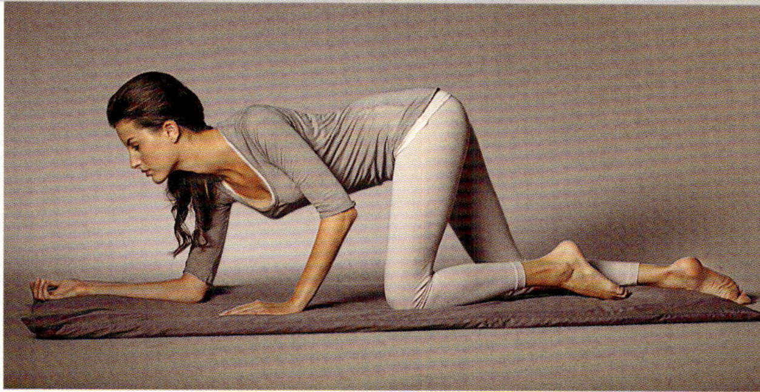

DAS BASISPROGRAMM

DAS AUFBAUPROGRAMM

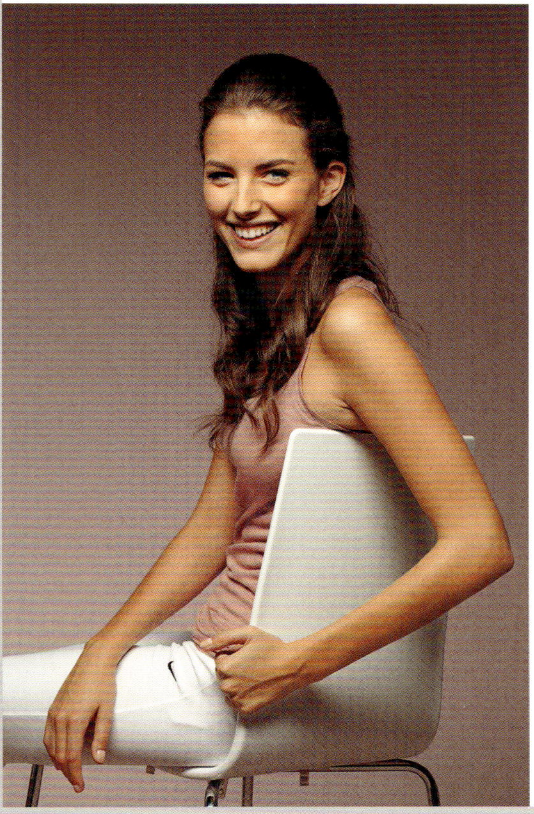

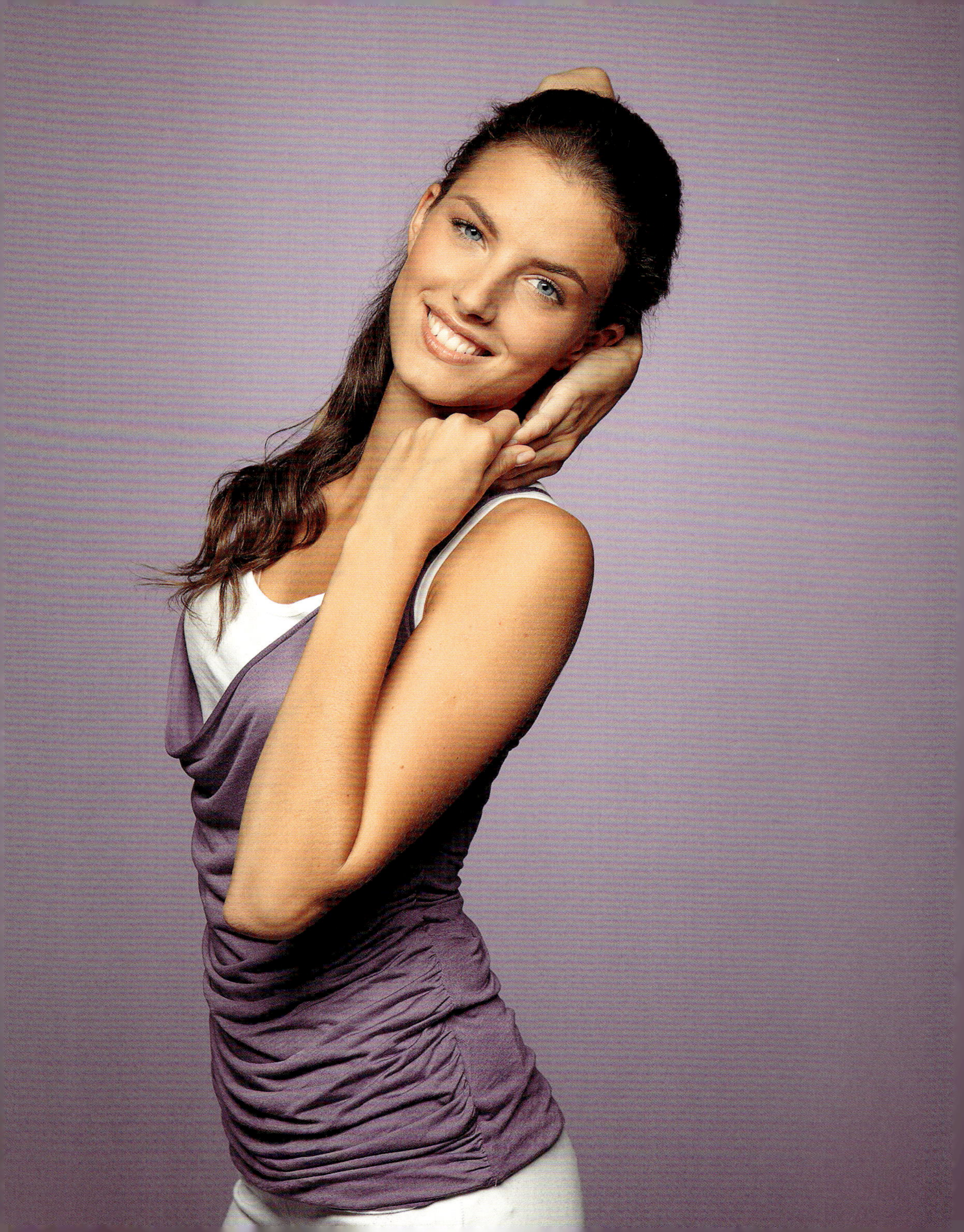

ENTSPANNEN, AUSRUHEN, KRAFT TANKEN

Sich jederzeit ohne Hilfsmittel entspannen. Dauerhaft Stress abbauen ohne Nebenwirkungen. Körperliche Beschwerden lindern ohne große Hilfsmittel. Alles, was Sie dafür brauchen, ist ein wenig Zeit. Dann kann Ihnen die Progressive Muskelentspannung nach Jacobson ein hilfreicher Begleiter werden, der Ihnen Ruhe, Gelassenheit und wohlverdiente Entspannung schenkt.

DER EINFACHE WEG VOM STRESS ZUR ENTSPANNUNG

Die Ursache von physischen Verspannungen ist sehr häufig in psychischer Anspannung zu suchen. Stress ist in unserem Leben allgegenwärtig. Wie können wir gegensteuern?

Wir alle kennen die folgenden Sätze und benutzen sie vielleicht sogar selbst, ohne uns groß der Konsequenzen bewusst zu sein: »Da musst du einfach die Zähne zusammenbeißen!«, »Ich hab alles im Griff«, »Augen zu und durch!«, »Nun reiß dich mal ein bisschen zusammen!« In Wahrheit sind dies brutale, auf äußerste Dis-Spannung® – also negative Spannung – zielende Formulierungen, die wir jedoch von klein auf verinnerlicht haben und nach denen wir uns oft sogar unbewusst richten. Es geht vor allem darum, Leistung zu erbringen und im Alltag zu funktionieren. Innere Spannungen sind dabei kaum zu vermeiden.

Dies wäre an sich noch kein Problem, würden wir diese Spannungen an anderer Stelle wieder abbauen. So wie das unsere Vorfahren taten, bei denen das hormonell bedingte Wechselspiel von Anspannung und Entspannung noch reibungslos funktionierte – im bekannten Kampf-oder-Flucht-Reflex: Bei körperlicher Gefahr baute sich blitzschnell körperliche Hochspannung auf, die dann auch sofort genutzt wurde. Eben um zu kämpfen oder einen flotten Sprint hinzulegen und zu fliehen. Danach folgte ganz natürlich die Entspannung.

WARUM SICH MUSKELN VERSPANNEN

Unsere Lebensumstände haben sich innerhalb des letzten Jahrhunderts drastisch verändert. Stress, ausgelöst durch psychische Belastung, eine schwierige Beziehungs- oder Arbeitssituation, beim Autofahren oder durch Action- und Horrorfilme, wird nicht oder kaum mehr abgebaut. Wir laufen nicht weg, wenn das grauenhafte Monster auf der Mattscheibe erscheint. Und wir fordern auch den Chef nicht zum Zweikampf heraus, wenn er seinen längeren Hebel dazu nutzt, uns erneut ein paar zusätzliche Überstunden aufzubrummen.

Jagd oder Flucht sind in den seltensten Fällen die Wahlmöglichkeiten, vor die wir im heutigen Alltagsleben gestellt sind. Trotzdem reagiert unser Körper auf Stress automatisch wie eh und je, nämlich indem er die Muskeln anspannt. Dabei unterscheidet er nicht zwischen einer echten körperlichen Bedrohung und psychischem Stress. Nur selten folgt jedoch dieser Muskelanspannung auch die nötige Entspannung. Die Folge ist bei nahezu jedem »zivilisierten« Menschen eine chronisch verspannte Muskulatur, die gar nicht mehr vollständig entspannen kann.

WECHSELSPIEL VON KÖRPER UND PSYCHE

Die Gründe, warum Dis-Spannungen entstehen, sind zahlreich und oft kommen mehrere zusammen: Das kann die Angst sein, den Arbeitsplatz zu verlieren, eine Auseinandersetzung mit dem Chef oder den Kollegen. Natürlich spielen auch aufgestaute Wut und Ärger eine Rolle, die durch ungeklärte Konflikte mit dem Partner, den Kindern, Freunden oder Eltern entstehen. Ein weiterer

MUSKELENTSPANNUNG ALS EINSCHLAFHILFE

Die Progressive Muskelrelaxation eignet sich hervorragend als sanfte Einschlafhilfe. Sie sollten dafür die Muskeln nur mit leichter bis mittlerer Kraft anspannen.

- Gehen Sie in aller Ruhe zu Bett.
- Achten Sie auf eine ruhige, leichte Bauchatmung: Beim Einatmen hebt sich die Bauchdecke ein wenig, in der Ausatemphase fällt sie ein wenig zusammen.
- Machen Sie dann die Übungen, die Sie am liebsten mögen oder die Sie im Moment am meisten brauchen, weil Sie in bestimmten Körperteilen Schmerzen oder Verspannungen spüren.
- Sie können alle in diesem Buch vorgestellten Übungen verwenden. Halten Sie sich dabei jedoch an die Reihenfolge, wie sie im Basisprogramm vorgegeben ist: Hände, Arme, Gesicht, Hals, Nacken, Schultern, Bauch, Gesäß und Beine.
- Wenn Sie unruhig oder nervös sind und deshalb nicht einschlafen können, ist es auch möglich, einfach das gesamte Basisprogramm zu machen – vielleicht schlafen Sie ja dabei schon ein.
- Auf die Übungen zum Ausklang können Sie in jedem Fall getrost verzichten, da Sie ja nicht in die Realität zurückkehren und munter werden wollen, sondern sanft ins Reich der Träume entschwinden möchten.

wesentlicher Auslöser negativer Spannungen ist der allgegenwärtige Stress, der unter anderem durch Termindruck, Überforderung und Sorgen aller Art verursacht wird. Damit einher gehen häufig Schlafstörungen, weil das Unbewusste in der Nacht versucht, die täglichen Probleme zu verarbeiten.

Ist der Stresspegel dauerhaft sehr hoch, kann sich das sogar durch unkontrollierte Bewegungen der Arme und Beine, Muskelzuckungen, Nägelkauen, Kratzen und Jucken und andere nervöse Stresssymptome äußern. Zugrunde liegt in all diesen Fällen ein chronisch erhöhter Muskeltonus. Ist diese Grundspannung der Muskulatur ständig zu hoch, kommt es zu innerlichen und äußerlichen Verkrampfungen, die weitere unangenehme Folgen haben können wie Schmerzen, Unwohlsein oder organische Krankheiten.

So wird eine große Zahl der Zivilisationserkrankungen neuesten Forschungen zufolge durch übermäßigen Stress und seelische Belastungen verursacht. Stress beeinflusst nämlich sowohl die von uns bewusst steuerbare als auch die unbewusst arbeitende Muskulatur unseres Körpers. Zur »unbewussten« Muskulatur gehören beispielsweise das Herz und andere innere Organe. Sie bestehen aus sogenannter »glatter« Muskulatur, die nicht willentlich angespannt oder entspannt werden kann – jedenfalls nicht direkt, sondern nur indirekt, zum Beispiel durch Ausdauertraining oder durch allgemeine Entspannung. Stress kann sich also sehr tief greifend auf unseren Organismus auswirken. So können spannungsbedingt verkrampfte Herzkranzgefäße bei entsprechender Vorschädigung zu Angina pectoris oder auch zum Herzinfarkt führen. Ebenso können durch Überbeanspruchung – wie harte, eintönige oder einseitige körperliche Arbeit – Störungen und Erkrankungen der Verdauungsorgane, Bluthochdruck, arthritische Beschwerden, Störungen des Nervensystems und der Psyche mitbedingt werden. Der Körper verbraucht außerdem, um die Daueranspannung zu halten, sehr viel Energie – Energie, die Ihnen dann an anderer, vermutlich viel wichtigerer Stelle fehlt. Dies ist ein regelrechter Teufelskreis, den es unbedingt zu durchbrechen gilt, wenn Sie bei guter Gesundheit und im seelischen Gleichgewicht bleiben oder sich beides zurückerobern möchten.

DIE GUTE NACHRICHT

Es gilt nicht nur, dass ein Mensch, der innerlich angespannt oder ängstlich ist, in der Regel auch muskulär angespannt ist. Der Umkehrschluss ist ebenso gültig: Wer seine Muskeln effektiv lockert, baut dadurch Stress ab und erlangt in der Folge innere Ruhe und Gelassenheit sowie ein Plus an körperlicher Gesundheit.

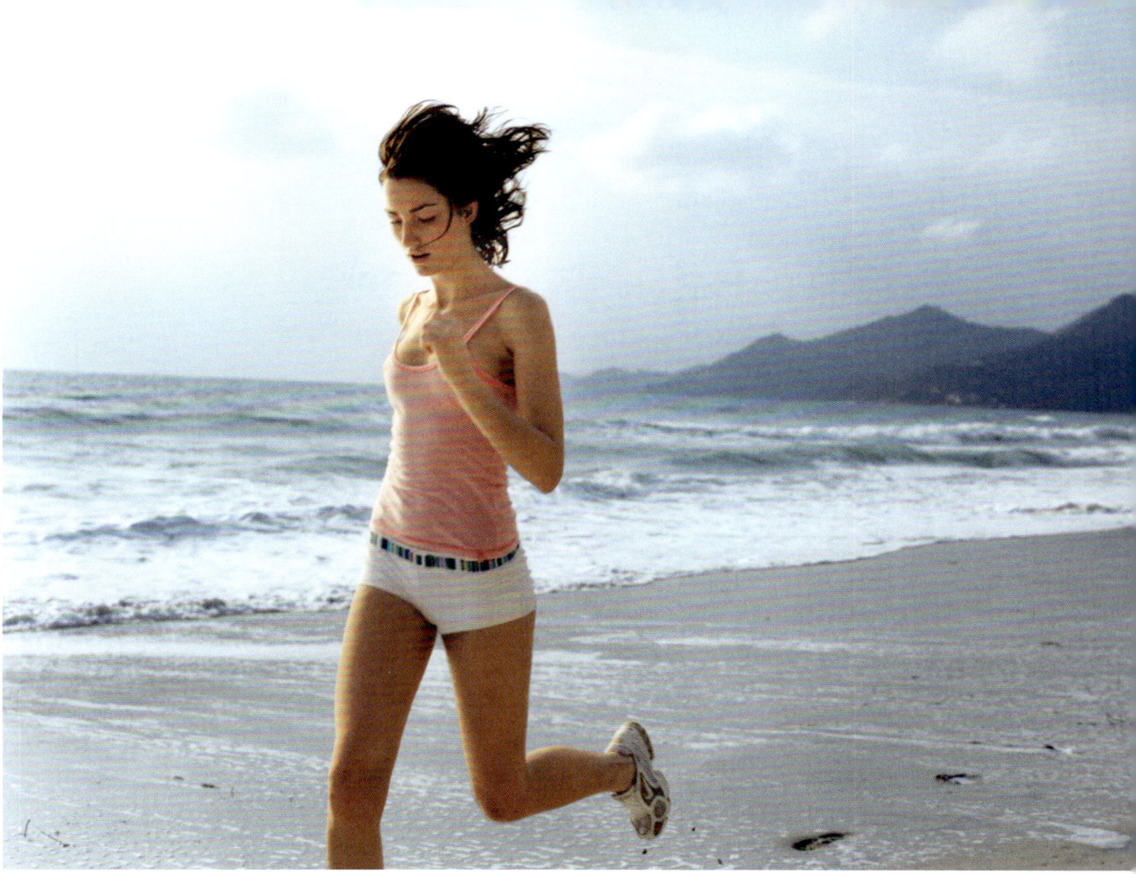

Durch Bewegung wird Stress abgebaut, die Muskeln bleiben geschmeidig – so können Verspannungen gar nicht erst entstehen.

DIE PFLEGE DES KÖRPERS WICHTIG NEHMEN

Um innere Ausgeglichenheit (wieder) zu erlangen und damit auch unsere Gesundheit zu verbessern, müssen wir zuerst unsere Einstellung zu unserem Körper überprüfen und eventuell überholen. Unsere Wohnungen oder unsere Autos pflegen wir oft mit großer Regelmäßigkeit und Akribie, während wir unseren Körper viel zu häufig vernachlässigen. Aber gerade mit ihm sollten wir pfleglich umgehen, immerhin haben wir nur diesen einen und brauchen ihn noch ein Weilchen. Allzu oft fahren wir auf letzter Reserve. Ein Auto müssen wir wieder auftanken, von Zeit zu Zeit die Batterie neu laden sowie Öl nachfüllen. Also: Warum laden Sie die Energiespeicher Ihres eigenen Körpers nicht regelmäßig auf und verbessern damit Ihr allgemeines Wohlbefinden? Zum Beispiel durch Progressive Muskelentspannung.

ENTSPANNUNGSVERFAHREN

Wir benutzen den Begriff »Entspannung« ganz selbstverständlich. Doch was steckt eigentlich dahinter? Und vor allem: Wie erreichen wir einen entspannten Zustand?

Was ist Entspannung? Nach Edmund Jacobson, dem Erfinder der Progressiven Muskelrelaxation, gibt es folgende Grundmerkmale tiefer Entspannung:

- regelmäßige Atmung,
- normale Pulsfrequenz,
- entspannte Gliedmaßen,
- ruhige Augenlider,
- ein subjektives Gefühl angenehmer Ruhe.

Man könnte auch sagen, tiefe Entspannung ist gekennzeichnet durch einen Ruhezustand des gesamten Körpers. Und dies ist eigentlich ein ganz natürlicher menschlicher Seinszustand. Wir müssen nur wieder lernen, wie wir ihn herbeiführen können: Sich gezielt zu entspannen bedeutet, gewollt und kontrolliert Einfluss auf körperliche Vorgänge ebenso wie auf psychisches Empfinden zu nehmen.

So ist es beispielsweise möglich, in einer Situation, die uns Angst macht oder unter Druck setzt, innerlich zu entspannen und damit das Stress- oder Angstgefühl direkt und mit eigenen Möglichkeiten zu mildern oder sogar ganz aufzulösen. Das Gleiche gilt beispielsweise auch für körperlichen Schmerz, dem man sich häufig wehrlos ausgesetzt fühlt. Auch er kann mit Techniken der Entspannung positiv beeinflusst werden.

DIE VERSCHIEDENEN TECHNIKEN

Man kennt heute eine Fülle von Entspannungsverfahren. Dabei zeigt die Erfahrung, dass je nach Person und Anliegen eine oder mehrere unterschiedliche Techniken hilfreich sein können, um die gewünschten Erfolge zu erzielen. Die neben der Progressiven Muskelentspannung nach Jacobson bekanntesten Entspannungsverfahren werden im Folgenden kurz aufgeführt:

- **Autogenes Training** und Selbsthypnose sind sich sehr ähnlich; die Begriffe werden teils auch synonym gebraucht. Beides sind psychologische Verfahren und basieren auf der Autosuggestion. Das bedeutet, dass man sich durch bestimmte Sätze, die man sich innerlich vorsagt, selbst in eine gewünschte

Richtung hin beeinflusst. So lautet ein klassischer Satz aus dem Autogenen Training: »Ich bin ganz ruhig.« Doch sind auch komplexere Suggestionsformeln möglich, beispielsweise: »Ich schlafe gut durch und wache morgens erfrischt und entspannt auf.« Diese Entspannungsmethode ist vielseitig und ganz individuell einsetzbar und wird meist Menschen empfohlen, die bestimmte Ziele erreichen wollen, wie sich das Rauchen abzugewöhnen, abzunehmen oder Angstzustände aufzulösen.

- **Biofeedback** ist ein Verfahren, bei dem man über eine Apparatur vor den Augen körpereigene Signale, die das Niveau der gegenwärtigen Ent- und Anspannung anzeigen, als Licht- und/oder Tonsignal rückgemeldet bekommt. Man versucht, durch Methoden eigener Wahl kleine Entspannungsschritte zu erreichen, und bekommt diese wiederum unmittelbar zurückgemeldet. So kann Ent-

Meditation ist auch eine Entspannungsmethode, um den Geist zur Ruhe zu bringen und Gelassenheit zu gewinnen.

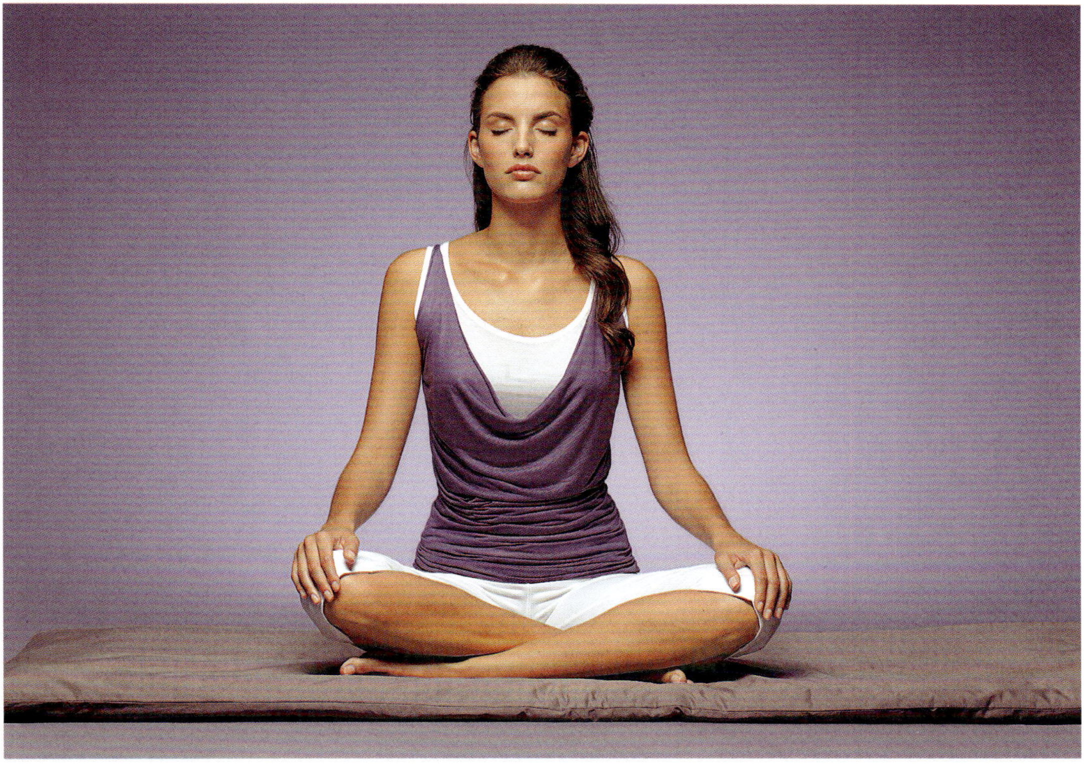

spannung sehr effektiv erlernt werden. Ziel ist es, im Laufe des Trainings die Entspannung immer unabhängiger von dem technischen Gerät zu erreichen.

- **Yoga**, regelmäßig und korrekt durchgeführt, hält den Körper elastisch und hat entspannende Wirkungen auf Körper und Geist des Übenden. Das Besondere hier ist sicher das Zusammenspiel von dehnenden und kräftigenden Körperübungen, Atemschulung und eventuell auch geistiger Ausrichtung auf die innere Stille.
- **Meditation**, die zur spirituellen Praxis verschiedener Weltreligionen gehört, mittlerweile aber auch ohne religiösen Anspruch geübt wird, kann ebenfalls zu den Entspannungsmethoden gezählt werden. Meditation wird zumeist in totaler körperlicher Ruhe geübt. Ziel ist es, auch den Geist zur Ruhe zu bringen, was Distanz zu den Problemen des Alltags schafft und so zu innerer Gelassenheit und Entspannung führen kann. Das wiederum hat positive Auswirkungen auf die Gesundheit von Seele und Körper.
- **Musik**, genauer gesagt klassische, Meditations- oder andere ruhige Musik, übt nachweislich einen harmonisierenden, beruhigenden und entspannenden Einfluss auf uns aus. Dasselbe gilt auch für spezielle Entspannungs-CDs, auf denen entsprechende Texte aufgesprochen sind. Allerdings besteht hier im Vergleich zu den bereits genannten Methoden der Nachteil, dass nicht ohne CD und das Abspielgerät geübt werden kann.

PROGRESSIVE MUSKELRELAXATION

Die Progressive Muskelrelaxation wurde von dem US-amerikanischen Arzt und Psychophysiologen Prof. Edmund Jacobson (1885–1976) entwickelt. Bei der Arbeit mit seinen Patienten erkannte er den engen Zusammenhang von psychischer Anspannung und Muskelverspannungen. Folgerichtig schloss er – und fand dies auch durch seine Probanden bestätigt –, dass umgekehrt durch gezieltes und bewusstes An- und Entspannen verschiedener Muskelgruppen fast alle Muskelspannungen abgebaut werden können, während sich gleichzeitig der psychische Zustand verbessert. Das Motto Prof. Jacobsons lautete fortan: »You must relax!« – »Du musst entspannen!« Und entsprechend erarbeitete Jacobson ein körperorientiertes Verfahren zur therapeutischen Entspannung, das er zu Beginn der 30er Jahre des letzten Jahrhunderts an der Universität Chicago erstmals der Öffentlichkeit vorstellte.

Die Methode

Progressive Muskelrelaxation heißt wörtlich übersetzt: fortschreitende Muskelentspannung. Manchmal findet man in der Literatur auch den Begriff »Tiefenmuskelentspannung«. Beide Ausdrücke meinen dasselbe: eine einfach zu erlernende, in vielen Lebenssituatio-

DIE POSITIVEN WIRKUNGEN

Folgende Verbesserungen werden Sie bei regelmäßigem Üben, auch in kleinen Dosen, bald an sich feststellen können:

ALLGEMEIN:

- Die Atmung wird langsamer und gleichmäßiger.
- Das Wohlbefinden bessert sich.
- Die Konzentrations- und Reaktionsfähigkeit werden gesteigert.

PSYCHE:

- Sie werden gelassener, auch und gerade in schwierigen Lebenssituationen.
- Störungen, die auf Angst und Anspannung beruhen, beziehungsweise psychosomatische Störungen werden gebessert, z. B. Schlafstörungen, Nervosität und Unruhe, Stress, Kopfschmerzen, Migräne, Tinnitus oder Asthma.

HERZ-KREISLAUF-SYSTEM:

- Blutdruck und Herzfrequenz normalisieren sich (bei arterieller Hypertonie).
- Die Durchblutung, besonders in den Extremitäten, nimmt zu, Sie haben seltener kalte Hände und Füße.
- Auch die Durchblutung des Herzens verbessert sich, wodurch Herz-Kreislauf-Erkrankungen wie Thrombose, Arteriosklerose oder zerebrovaskulären Krankheiten vorgebeugt wird und Herzklopfen, Schwitzen und Zittern reduziert werden.

INNERE ORGANE:

- Sie tun Ihrer Verdauung etwas Gutes.
- Alle inneren Organe werden gestärkt und besser durchblutet.

SCHMERZEN:

- Alle Arten von chronischen Schmerzen, aber auch vorübergehend auftretende Rücken- oder Gelenkschmerzen werden verringert oder verschwinden ganz.

MEDIZINISCH-SOMATISCHE BESCHWERDEN:

- etwa bei einer Chemotherapie: bedeutend weniger Übelkeit oder Erbrechen.

ABWEHRKRÄFTE:

- Das Immunsystem reagiert und arbeitet harmonischer. Ihre Anfälligkeit für Infekte sinkt dadurch deutlich.

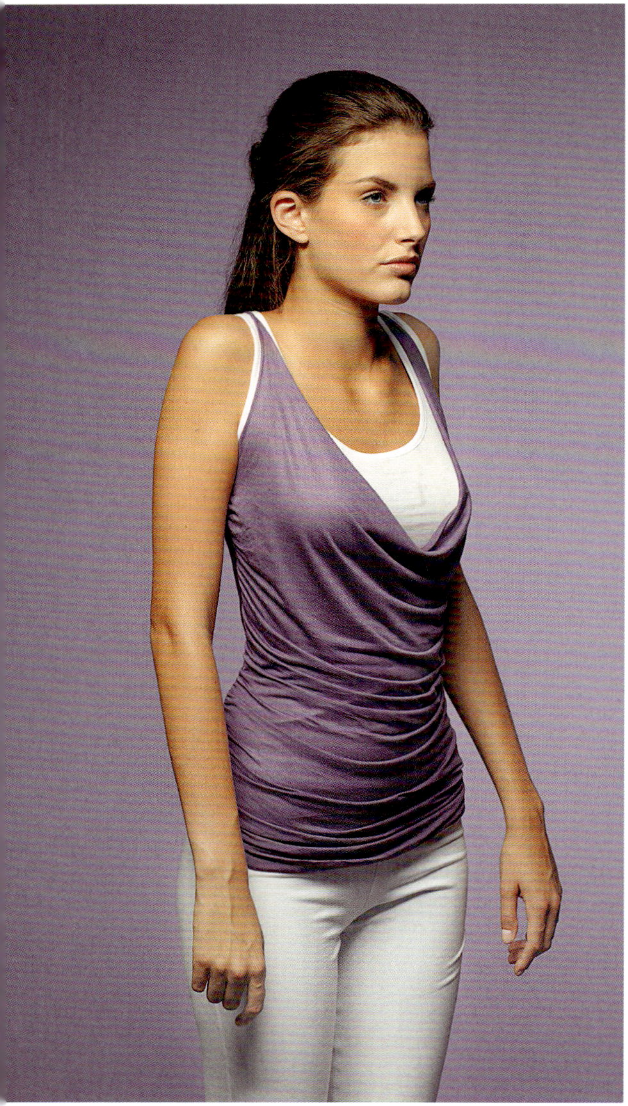

Im Alltag sind wir oft angespannt und ziehen ganz unbewusst die Schultern hoch. Das führt langfristig zu Verspannungen im Schulter-Nacken-Bereich.

nen direkt einsetzbare und hochwirksame Technik. Es klingt zunächst paradox: Sie sollen durch gezielte Muskelanspannung (Eu-Spannung®) entspannen. Das »Arbeitsprinzip« lautet: Kommen Sie zur Ruhe, spannen Sie an, lassen Sie wieder los, und spüren Sie der gerade erlebten Entspannung nach.
Wenn Sie zu den Menschen gehören, denen psychische oder psychologische Verfahren zu »soft« erscheinen, oder wenn Sie ein hohes Muskelspannungsniveau besitzen, dann ist die Progressive Muskelrelaxation genau das Richtige für Sie.
Vorteil dieser Entspannungsmethode: Jeder kann die Übungen, einmal erlernt, ohne bestimmte körperliche Voraussetzungen und ohne Hilfsmittel fast überall und unter relativ einfachen Bedingungen im Liegen, Sitzen oder Stehen durchführen.

Und so funktioniert's

Der Kern der Progressiven Muskelrelaxation, der kein suggestiver Ansatz wie beispielsweise dem Autogenen Training zugrunde liegt, ist simpel: Jede Übung beginnt mit der Anspannung. Das soll dazu dienen, die Muskelspannung anschließend beim Loslassen unter das üblicherweise herrschende Grundniveau zu senken. Sie können sich dies am leichtesten und besten mit dem Bild eines Pendels vorstellen, das erst in die eine Richtung gezogen wird, um dann mühelos und ganz von selbst in die andere Richtung auszuschlagen.

In einer bestimmten Reihenfolge werden nach diesem Prinzip alle Muskelgruppen des Körpers angespannt und abrupt wieder gelockert. Dieser Vorgang geschieht bewusst und gezielt. Einer kurzen Phase von fünf bis sieben Sekunden der Muskelanspannung folgt eine längere Phase der Entspannung von 30 bis 60 Sekunden.

Um eine erste Idee von dieser Art der Entspannung zu bekommen, versuchen Sie folgende kleine Übung: Ziehen Sie die Schultern hoch, halten Sie die Anspannung für etwa fünf Sekunden und lassen Sie dann wieder locker. Spüren Sie den Unterschied?

Eine wichtige Rolle beim Üben spielt nämlich auch Ihre Aufmerksamkeit. Sie sollte immer auf die unterschiedlichen Empfindungen vor, während und nach der Muskelanspannung gerichtet sein. Denn je differenzierter Sie diese verschiedenen Zustände unterscheiden können, desto geschulter wird Ihre Selbstwahrnehmung. So können Sie später in Alltagssituationen auftretende psychische Anspannung und physische Verspannung immer früher erkennen und rechtzeitig mit kurzen Entspannungsübungen gegensteuern.

Wenn Sie beim Üben gezielt Spannung loslassen, bezieht sich das immer auf die Skelettmuskulatur, also zum Großteil die Muskeln, die Sie durch Tasten an Ihrem Körper fühlen und bewusst anspannen können. Ihr folgend entspannt sich bei fortgeschrittenem Training aber auch die bereits erwähnte Muskulatur der inneren Organe. Gleichzeitig werden Sie spüren, dass Sie während der körperlichen Entspannung auch psychische Zustände wie Erregung, Anspannung oder Angst gar nicht aufrechterhalten können.

WANN LIEBER NICHT ÜBEN?

Trotz der großen Zahl positiver Einsatzmöglichkeiten gibt es auch einige wenige Krankheitsbilder, bei denen nicht geübt werden sollte – oder nur mit geringerer Intensität. Zu diesen Krankheitsbildern gehören: Hexenschuss, Muskelentzündung, Arthritis, schwerer Bluthochdruck, schwere Herzmuskelschwäche, Aortenaneurysma sowie schwere Depressionen und Schizophrenie. Auch wenn Sie nicht ausschließen können, dass Ihre Verspannungen oder Schmerzen organische Ursachen haben, suchen Sie unbedingt einen Arzt auf, bevor Sie sich ans Üben machen! Bei plötzlich auftretenden oder chronischen Rückenschmerzen oder bei Schmerzen, die in die Beine und/oder die Arme ausstrahlen, ist ebenfalls ein Arztbesuch angezeigt. Schmerzpatienten finden im Anschluss an die Grundübungen (Seite 50) ein spezielles Programm, das optimal auf ihre Bedürfnisse zugeschnitten ist.

EIN PAAR WORTE ZUR ATMUNG

Wo es um Entspannung geht, darf das Thema Atmung nicht fehlen. Denn Atemübungen sind ein erprobter Weg, um die Aufmerksamkeit vom Außen – und damit auch von Hektik, Stress und den Problemen des Alltags – nach innen zu lenken und so ruhiger und gelassener zu werden. Sich mit der Atmung zu beschäftigen, ist auch deshalb so wichtig, weil sie ein Spiegel unserer Befindlichkeit ist.

Was die Atmung verrät

An der Atemfrequenz erkennt man nicht nur körperliche Belastungen, sie sagt auch etwas über unser aktuelles seelisches Befinden aus. Der Atem kann ins Stocken geraten, wenn wir aufgeregt sind. Angst kann uns den Atem verschlagen. Wir können Zorn kontrollieren, indem wir die Luft anhalten. »Jetzt muss ich erst mal tief durchatmen«, sagen wir, wenn ein Schreckmoment oder eine Stresssituation vorüber ist. »Mir bleibt die Luft weg!«, heißt, dass wir empört oder entsetzt sind. »Ich kann endlich wieder frei atmen!«, sagen wir, wenn eine Belastung von uns genommen wird. Doch das Ganze funktioniert auch umgekehrt. Indem wir willentlich unsere Atmung beeinflussen, sie ruhig und gleichmäßig werden lassen, können wir unser Befinden ganz entscheidend verbessern.

Normalerweise geschieht das Atmen automatisch und unwillkürlich. Ohne auch nur einen Gedanken daran zu verschwenden, atmen wir ein und aus. Leider meist nicht sehr tief: Die Atmung erreicht den Bauch oft nicht.

ZWEI ÜBUNGSEBENEN

Die Methode Jacobsons lässt sich in zwei Bereiche unterteilen:

- Die Technik: Sie lernen, wie Sie einzelne Muskeln beziehungsweise Muskelgruppen ganz gezielt und bewusst anspannen können. Sie begeben sich dabei auf eine kleine Reise durch Ihren Körper, den Sie im Laufe der Zeit immer besser kennenlernen werden. Auch die richtige Dosis des Krafteinsatzes werden Sie mit der Zeit immer genauer einschätzen können. Der hübsche und erwünschte »Nebeneffekt«: Sie trainieren Ihre Muskulatur schonend, aber effektiv.
- Wahrnehmungsschulung: Dazu gehört, bewusst zu atmen und eine Art »Muskelsinn« zu entwickeln. Verspannungen, die uns oft kaum oder gar nicht bewusst sind, können Sie auf Dauer immer differenzierter wahrnehmen.

Flache Atmung vermeiden

Gerade deswegen können und sollten Sie richtiges Atmen üben. Bauchatmen oder Atemübungen, wie Sie sie am Ende dieses Buches finden, haben zum Ziel, den Atemvorgang bewusst zu machen und zu intensivieren. Denn atmen wir flach, wie das im Alltag häufig der Fall ist, wird die Muskulatur nur unzureichend mit Sauerstoff versorgt und kann dadurch nicht so effektiv arbeiten, wie es ihr möglich wäre.
Das gilt natürlich auch für die Muskelarbeit bei der Progressiven Muskelentspannung. Während der gesamten Übungszeit sollten Sie kontrolliert und regelmäßig atmen, um eine ausreichende Sauerstoffzufuhr zu gewährleisten. Das schützt auch vor Muskelkater. Jede Atemübung stärkt überdies die natürliche Atmung – sei es tagsüber, wenn wir gar nicht daran denken, oder im Schlaf, wenn wir sie gar nicht beeinflussen können.
Die natürliche Atmung läuft in folgendem Dreierrhythmus ab: Einatmen – Pause – Ausatmen. Fehlt die Pause, dann atmet man unruhig und hektisch. Die leicht rhythmische Atmung, wie sie beispielsweise in den ab Seite 66 dargestellten Übungen des Taiji Qigong, einer Variante des chinesischen Gesundheitssystems Qigong, geübt wird, hat zudem eine stimulierende und massierende Wirkung auf den Magen-Darm-Trakt, fördert allgemein die Durchblutung und erfrischt, belebt und stärkt so zusätzlich den gesamten Organismus.

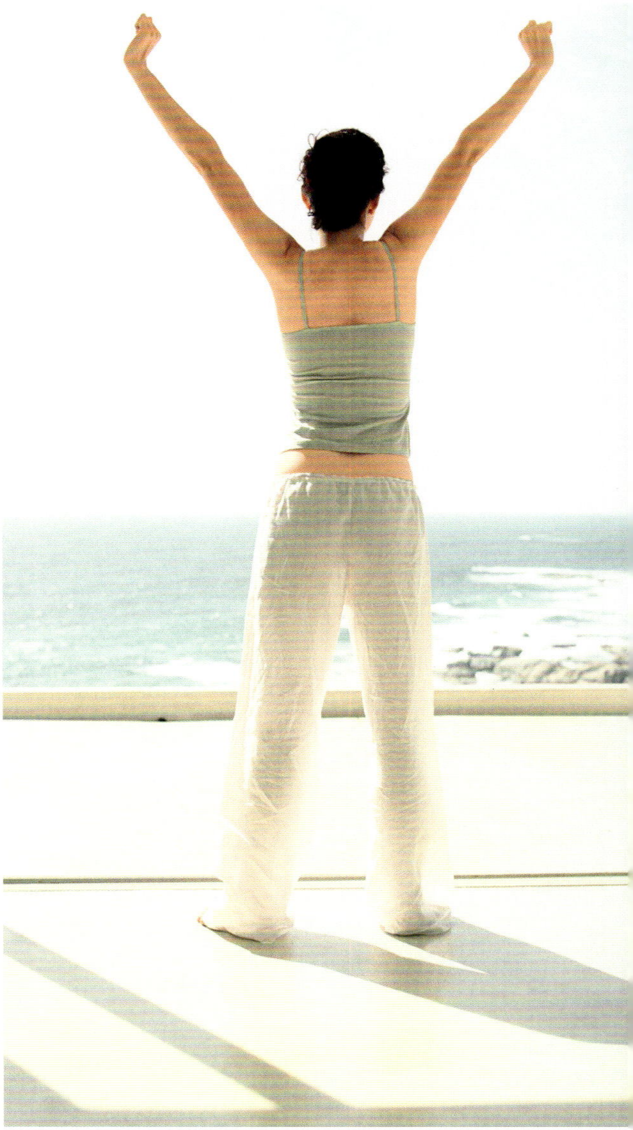

Wenn Sie das Fenster beim Üben öffnen, nehmen Sie mit jedem Atemzug noch mehr Sauerstoff auf.

RUND UMS ÜBEN

Bevor Sie das erste Mal die Basisübungen ausprobieren, noch ein paar hilfreiche Anmerkungen und Tipps zum erfolgreichen Üben.

Mit Geduld und dem rechten Maß kommen Sie am besten zum Ziel. Denn die geschilderten gesundheitlichen Vorteile sind zahlreich, aber sie treten selten sofort nach Übungsbeginn auf. Obwohl Sie für das Erlernen der Progressiven Muskelentspannung in aller Regel weniger Übungszeit als für andere Entspannungsverfahren benötigen, sollten Sie also eine Portion Geduld mitbringen: Ihr Körper muss die Entspannung erst verinnerlichen, und eine »Systemumstellung«, die Sie eventuell nach Jahren der Fehlbelastungen oder der Überforderung einleiten wollen, braucht natürlich ihre Zeit.

Üben Sie daher nicht noch zusätzlichen Druck auf sich aus, indem Sie mit zu hohen Anfangserwartungen an die Sache herangehen. Sie trainieren die Progressive Muskelentspannung ja gerade deshalb, weil Sie diesen Teufelskreis durchbrechen wollen! Lassen Sie die Entspannung einfach geschehen. Sie können das Entspannungsgefühl zwar nicht herbeizwingen, aber Sie können getrost darauf vertrauen, dass es sich ganz bestimmt früher oder später einstellen wird.

Wichtig fürs Gelingen ist auch die innere Einstellung: Wenn Sie üben, dann tun Sie das für sich, für Ihr Wohlbefinden, für Ihre Gesundheit! Ein gesundes Maß an Egoismus ist hier durchaus angebracht. Ihrem Partner, Ihrer Familie, Freunden und Kollegen kommt Ihre neu erlangte harmonische Seelenlage früher oder später ohnehin zugute.

Haben Sie Rückenprobleme, empfiehlt es sich, zunächst einen Arzt zu konsultieren. Ist Ihr Rücken gesund, können Sie gleich mit dem Üben beginnen.

Vermutlich werden Sie bald einen tiefen Entspannungszustand erreichen. Achten Sie jedoch anfangs darauf, deutlich unter Ihrer Belastungsgrenze zu bleiben, um nicht übers Ziel hinauszuschießen. Allgemein gilt: Die Anspannung ist dann richtig, wenn sie sich gut anfühlt. Wichtig ist auch, nicht gepresst zu atmen und die Zähne nicht zusammenzubeißen. Beides kann schnell passieren, wenn man sich ausschließlich auf die Muskelanspannung konzentriert – und darüber vergisst, natürlich zu atmen, zu entspannen und wieder bewusst in sich hineinzuspüren. Das

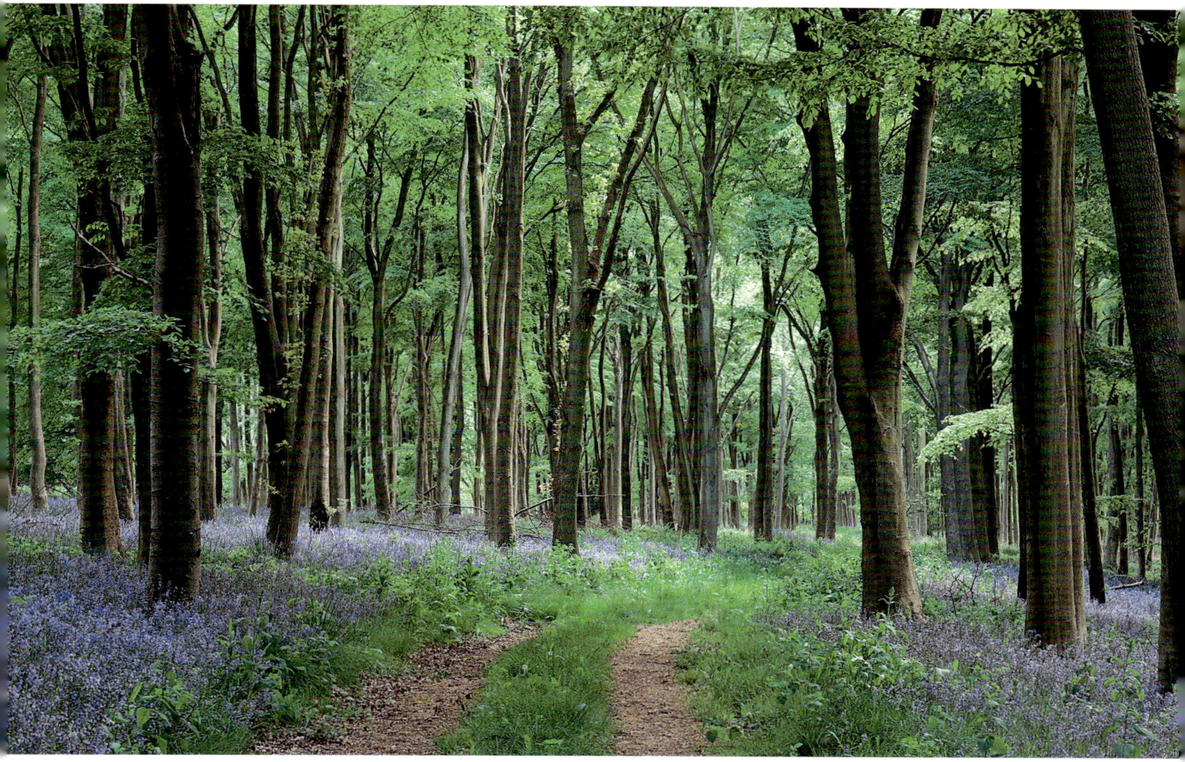

Ein ruhiger Spaziergang in der Natur vor der Progressiven Muskelentspannung kann gerade zu Beginn des Trainings helfen, in die richtige Stimmung zu kommen.

führt leicht zu Verkrampfungen der betreffenden Muskeln, und es können auch Kopfschmerzen entstehen.

Um erfolgreich üben zu können, müssen Sie sich vor allem beim Einstieg in die Progressive Muskelentspannung am besten täglich etwas Zeit freischaufeln, die nur Ihnen und dem Üben gehört. Denn dass man in Hektik und Zeitnot nicht lernen kann, sich zu entspannen, versteht sich von selbst. Äußerst hilfreich ist es außerdem, zu einer festen Uhrzeit zu üben, denn so stellen sich Ihr Körper und Ihre Psyche noch schneller und besser auf den neuen Entspannungszustand ein.

Und noch eins: Es mag paradox klingen, aber um zu entspannen, dürfen Sie nicht zu angespannt sein. Tatsächlich ist es vor allem bei Ihren ersten Entspannungsversuchen wichtig, nicht in völlig gestresster, gereizter oder wütender Stimmung zu üben.

Außerdem sollten Sie vorher keine üppige Mahlzeit einnehmen, allerdings auch nicht mit knurrendem Magen beginnen. All das würde erste Erfolgserlebnisse mit der neuen Technik unnötig erschweren.

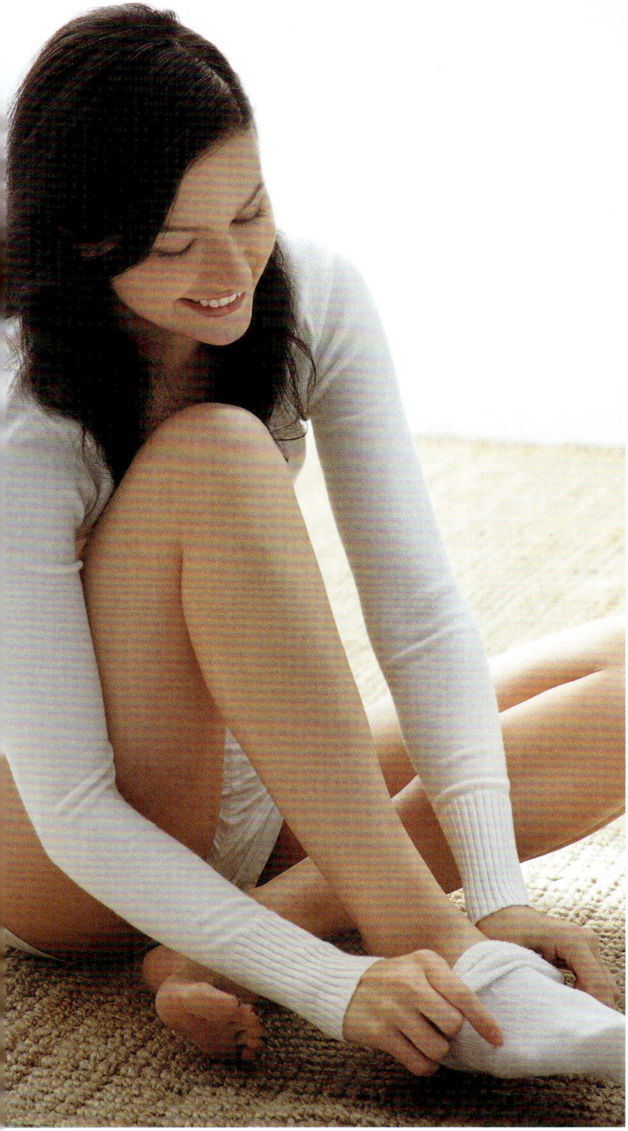

Mit kalten Füßen entspannt es sich nicht gut. Ziehen Sie also ruhig warme Socken an.

WAS IST NÖTIG ZUM ÜBEN?

Suchen Sie anfangs für Ihr Übungsprogramm einen möglichst ruhigen, wohltemperierten, gemütlich eingerichteten Raum aus. Ziehen Sie sich zurück, sagen Sie Ihrer Familie oder anderen Mitbewohnern, dass Sie für eine gewisse Zeit nicht gestört werden möchten, stellen Sie den Anrufbeantworter an. Sollten Sie nicht mit der beiliegenden CD üben, wählen Sie nach Wunsch meditative, beruhigende Hintergrundmusik aus.
Bald können Sie dann üben, wo immer Sie wollen: unmittelbar nach dem Wachwerden im Bett, am Arbeitsplatz, in der Küche, beim Fernsehen, auf Geschäftsreise, bei einer Besprechung oder Konferenz ... Auf Seite 75 finden Sie Hinweise zu Übungen, die Sie von außen völlig unbemerkt machen können.

Hilfsmittel

- Da die Grundübungen zuerst im Liegen gemacht werden, brauchen Sie eine Liege oder, wenn Sie lieber auf dem Boden liegen und üben, eine Isomatte oder Wolldecke.
- Um den Nacken zu stützen und für die Kniekehlen – um damit die Lendenwirbelsäule in die richtige Position zu bringen – eignen sich zwei kleine Kissen, zusammengerollte Handtücher oder Nackenrollen (siehe »Richtig hinlegen und liegen«, Seite 29).

• Um entspannt üben zu können, ist auch die passende Kleidung hilfreich. Sie sollte Sie keinesfalls einengen, sondern locker geschnitten und vor allem bequem sein, damit Sie frei atmen und sich bewegen können.
• Falls Sie leicht kalte Füße bekommen, ziehen Sie am besten ein Paar dicke Wollsocken an.

WIE OFT UND WIE LANGE ÜBEN?

Am schnellsten können Sie von der Progressiven Muskelrelaxation profitieren, wenn Sie regelmäßig üben, anfangs am besten täglich. Denn auch Muskeln müssen »lernen«, und das braucht seine Zeit. Dafür ist der Effekt dann von Dauer – vorausgesetzt, Sie frischen die Erfahrung auch später regelmäßig auf. Kontinuierlich zu üben ist also wichtig, um Ihren Muskeln zu signalisieren, dass sie einerseits mehr Kraft entwickeln, sich andererseits aber schneller und effektiver entspannen sollen. Planen Sie daher für die ersten drei bis vier Wochen des Übens täglich etwa 30 bis 60 Minuten ein. Im fortgeschrittenen Stadium reichen dann fünf bis zehn Minuten. Halten Sie sich während der ersten Wochen an das gleichbleibende Übungsschema aus dem Basisprogramm (wie ab Seite 30 beschrieben).
• **Wichtig** ist in jedem Fall, dass Sie »dranbleiben« und so oft wie möglich üben.
• **Weniger wichtig** ist die Zahl der Wiederholungen oder wie viel Kraft Sie jeweils beim Muskelanspannen aufwenden.
Gehören Sie dann nach etwa einem Monat zu den Fortgeschrittenen, können Sie die erworbenen Fähigkeiten zu jeder Zeit und an jedem Ort, ganz nach Bedarf in Ihren Tagesablauf einfließen lassen. Sie werden bald feststellen, dass Sie ein gutes, einmal erreichtes Trainingsniveau dann leicht halten können, wenn Sie etwa jeden zweiten Tag fünf bis zehn Minuten lang ausgewählte Übungen aus dem Gesamtprogramm durchführen. Auf der beiliegenden CD finden Sie dazu Unterstützung und Inspiration. Ansonsten können und dürfen Sie, wann immer Sie mögen, die Übungen durchführen, die Sie im Moment am dringendsten benötigen, die Ihnen guttun und bei denen Sie sich wohlfühlen.

ENTSPANNUNG AUF DIE SCHNELLE

Wenn Sie das gesamte Programm beherrschen, sind Sie in der Lage, innerhalb von sehr kurzer Zeit zu einer tiefen Entspannung zu kommen. Und zwar immer genau dann, wenn Sie sie gerade brauchen – zum Beispiel in einer akuten Stresssituation oder wenn körperliche Beschwerden auftreten. Hinweise dazu finden Sie in den Übungslisten ab Seite 73.

ÜBEN MIT BUCH UND CD

In den ersten Wochen werden Sie die Progressive Muskelentspannung zunächst in der kompletten, langen Form im Liegen ausführen, wie sie im nächsten Kapitel beschrieben wird. Das heißt, dass 16 verschiedene Muskelgruppen und Regionen Ihres Körpers nacheinander »durchgearbeitet« werden.

Später können Sie dann auch die komprimierten Formen aus dem dritten Kapitel praktizieren, bei denen mehrere Muskelpartien gleichzeitig angespannt und entspannt werden, wofür Sie natürlich wesentlich weniger Zeit benötigen. Daher sind diese Übungen optimal für zwischendurch geeignet. Ebenfalls für kleine Pausen oder einfach zur Abwechslung sind die Übungen im Sitzen (ab Seite 57) gedacht. Abgerundet wird Ihr Übungsprogramm durch Atemübungen aus dem Taiji Qigong, die Sie am Schluss des dritten Kapitels finden. Sie sind dazu geeignet, Ihr Üben jederzeit zu erweitern und zu vertiefen. Denn je bewusster und intensiver Sie atmen, desto effektiver wirkt auch die Progressive Muskelrelaxation.

Bevor Sie beginnen, mit der CD zu üben, lesen Sie bitte das Buch sorgfältig durch. Denn hier werden viele Details erwähnt, die Sie auf der CD nicht finden. Außerdem ist es sinnvoll, zuerst ganz in Ihrem eigenen Tempo zu üben, bevor Sie sich auf den Zeitrahmen einlassen, den die CD vorgibt.

IM STEHEN ÜBEN

Fast alle Übungen in diesem Buch können Sie auch im Stehen durchführen. Dabei sollten Sie beachten, dass Ihr gesamtes Körpergewicht nun auf den Beinen ruht. Das bedeutet, dass Sie bei den Beinübungen etwas mehr Kraft aufbringen müssen. Dafür können Sie aber im Stehen beispielsweise die Gesäßmuskulatur stärker kontrolliert entspannen als im Sitzen. Welche Übungen im Stehen nicht möglich sind, werden Sie sehr leicht selbst herausfinden. Und das müssen Sie beachten:

- Nehmen Sie eine Haltung ein, wie bei »Richtig stehen«, Seite 26, beschrieben.
- Atmen Sie bewusst in den Bauch.
- Wenn Sie zwischendurch bemerken sollten, dass Ihre Beine schmerzen oder geschwollen sind, lockern Sie sie ein wenig, indem Sie abwechselnd kleine Kicks nach vorn, zur Seite und nach hinten ausführen.
- Die Reihenfolge beim Üben im Stehen ist die gleiche wie bei den Grundübungen.

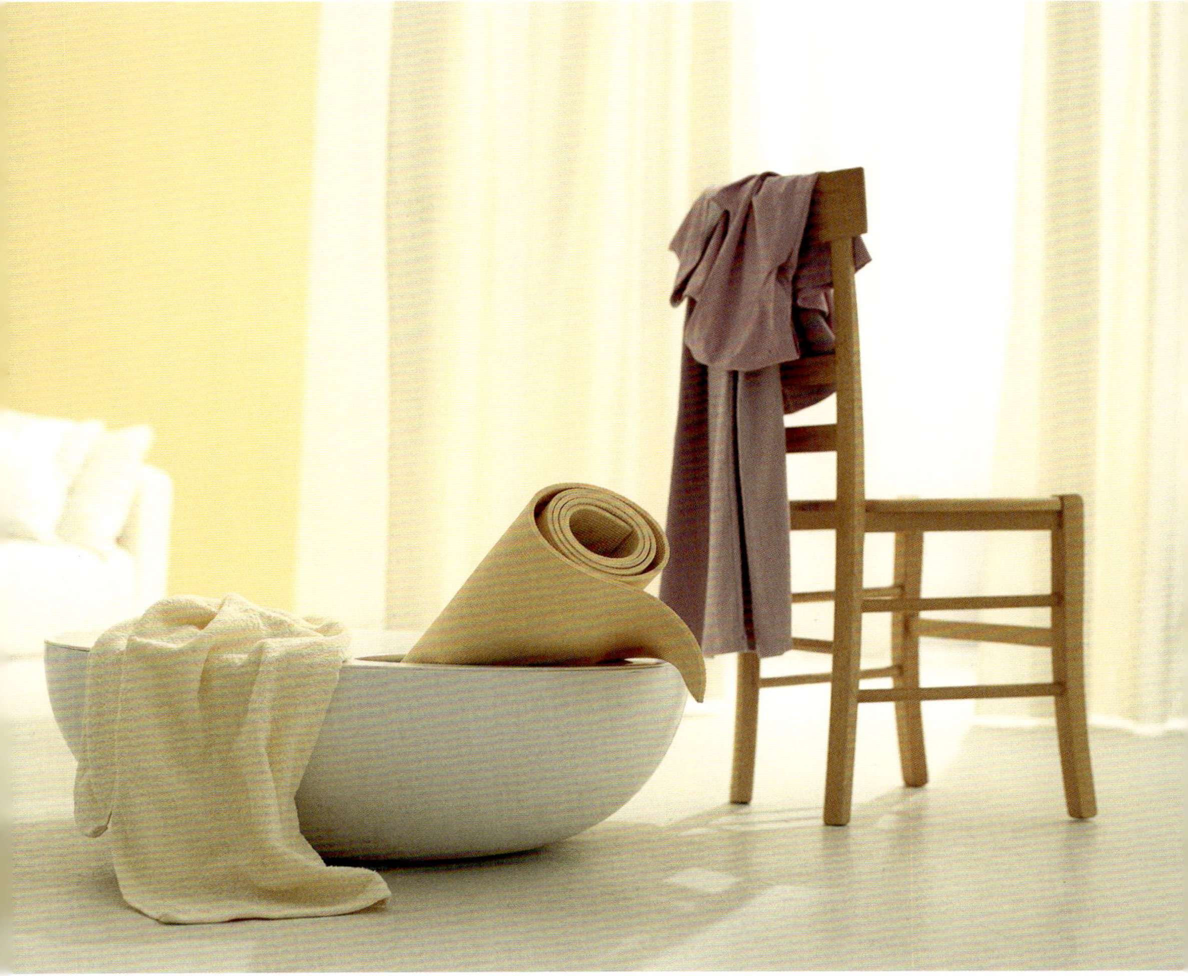

Eine Matte und einen Stuhl – mehr benötigen Sie nicht, um die Übungen in diesem Buch auszuführen.

- Arbeiten Sie in den ersten Wochen ausschließlich mit dem Basisprogramm auf der CD. Dadurch gehen Ihnen die Übungen langsam in Fleisch und Blut über.
- Wählen Sie die Kurzprogramme erst später, wenn Sie schneller entspannen und etwas Abwechslung ins Üben bringen wollen.

Irgendwann im Fortgeschrittenenstadium, nach einigen Wochen des Übens, wird es durchaus möglich, wieder auf die CD zu verzichten. Stattdessen können Sie dann auf eine CD mit beruhigender Musik zurückgreifen, um Ihrem ganz individuellen Programm und Ihren aktuellen Bedürfnissen zu folgen.

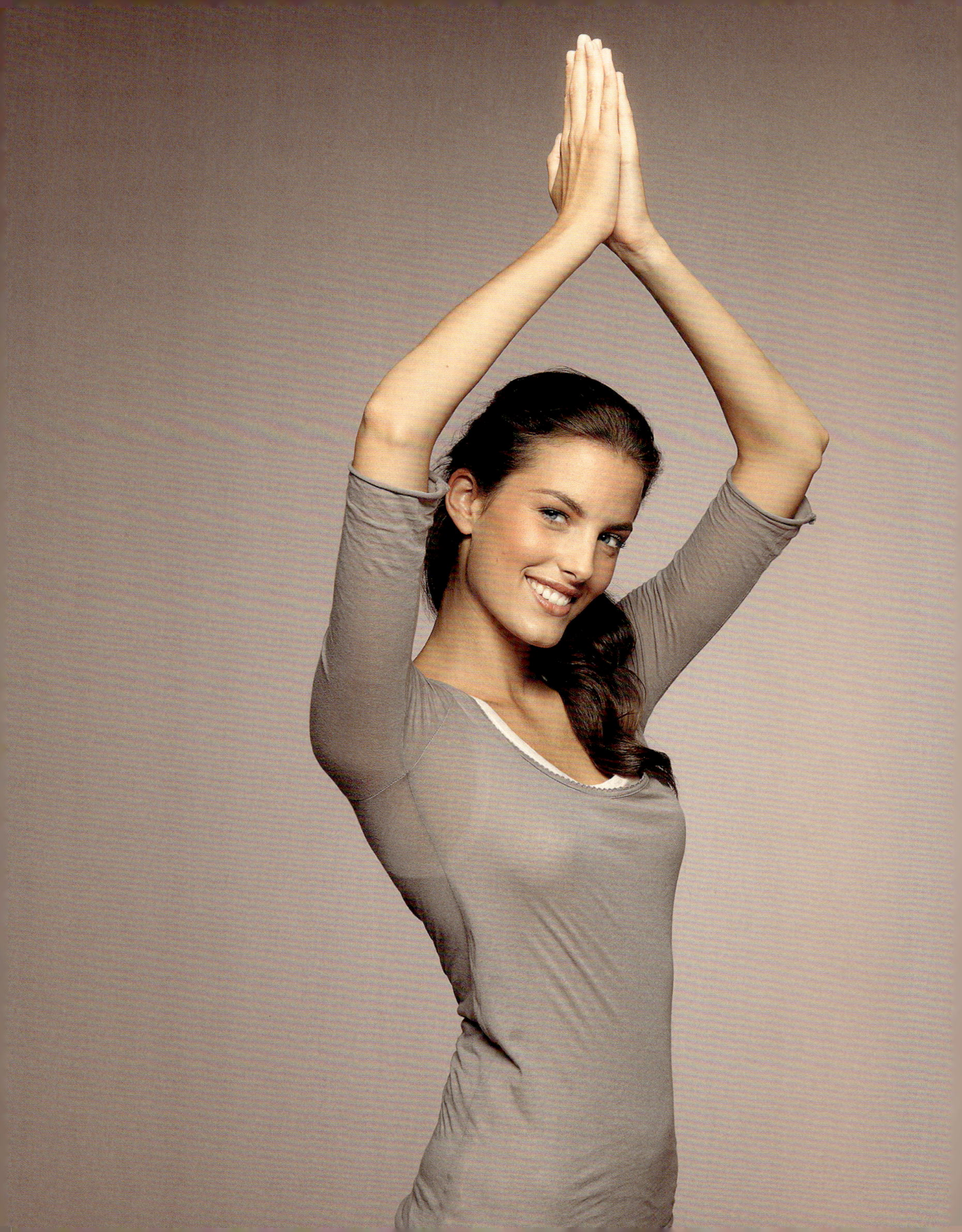

DAS BASIS-PROGRAMM

Das Herzstück der Progressiven Muskelentspannung sind die Grundübungen. Nehmen Sie sich vier Wochen lang täglich etwa eine halbe Stunde Zeit, um Ihren Körper von oben bis unten systematisch zu entspannen. Sie werden schnell merken, dass Ihnen das Entspannen immer leichter fällt. Gleichzeitig gewinnen Sie an innerer und äußerer Kraft, werden gelassener und vitaler.

SO STIMMEN SIE SICH EIN

Um sich auf die Grundübungen einzustimmen, empfehlen sich die folgenden Vorübungen. Sie helfen Ihnen, Ihren Körper besser wahrzunehmen und so effektiver zu entspannen. Vor allem in den ersten Wochen des Trainings ist diese Einstimmung hilfreich.

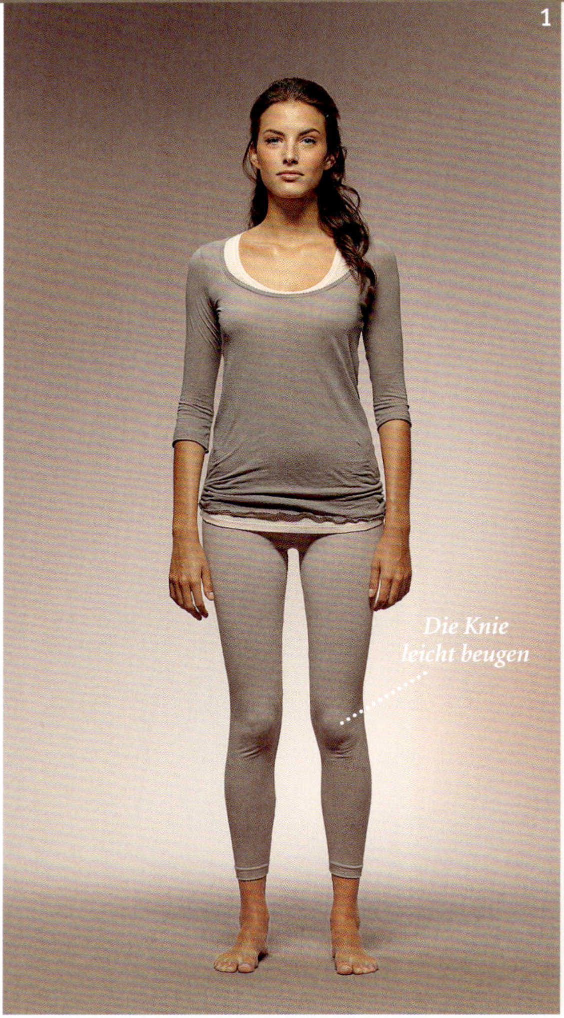

Richtig stehen

WIRKUNG

• Sie entlasten mit dieser rückengerechten Standposition optimal Ihre Lendenwirbelsäule.

➤ Stehen Sie aufrecht mit gerader Wirbelsäule, die Füße stehen etwa schulterbreit auseinander, die Knie sind leicht gebeugt. Halten Sie den gesamten Körper möglichst entspannt. Ihr Gewicht sollte ganz gleichmäßig auf beiden Beinen ruhen, die Hüfte nicht herausgeschoben werden.

➤ Schauen Sie geradeaus, die Schultern fallen locker nach unten, auch die Arme sind entspannt. 1

HILFSMITTEL ZUM GERADEN STEHEN

Wenn Sie sich nicht sicher sind, ob Sie richtig stehen, stellen Sie sich mit dem Rücken an eine Tür- oder Mauerkante. Das hilft Ihnen, deutlich zu spüren, ob Ihr Körper tatsächlich von den Fersen bis zum Kopf eine gerade Linie bildet.

Den Atem regulieren

Die Atmung ist der erste Schritt, um zu entspannen, die Aufmerksamkeit nach innen zu lenken und bei sich selbst anzukommen. Die folgende Übung können Sie je nach Vorliebe auch gegen eine oder mehrere der Atemübungen ab Seite 66 eintauschen.

WIRKUNG

• Indem Sie sich auf Ihre Atmung konzentrieren, lenken Sie die Aufmerksamkeit auf sich selbst und Ihren Körper.

• Gleichzeitig erweitern und entspannen Sie durch das tiefe, bewusste Atmen Ihren Atemraum.

➤ Stehen Sie wie links beschrieben.

➤ Atmen Sie ruhig und gelassen durch die Nase ein. Nehmen Sie wahr, wie die sich erwärmende Luft an den Nasenschleimhäuten und -haaren vorbeistreicht und sich dann im gesamten Bauch- und Brustraum verteilt.

➤ Atmen Sie durch den leicht geöffneten Mund langsam und bewusst wieder aus.

➤ Atmen Sie ein, und führen Sie in einer leichten Bewegung die Arme – Handflächen weisen nach unten – vor dem Körper nach oben, bis sie sich etwas über Schulterhöhe befinden. Strecken Sie gleichzeitig die Knie etwas mehr, aber bitte nicht ganz durch. 2

➤ Atmen Sie aus, während Sie die Hände behutsam wieder nach unten führen. Kehren Sie gleichzeitig mit den Knien in die Ausgangsposition zurück. 3

➤ Wiederholen Sie die Übung sechsmal.

DIE RICHTIGE HALTUNG

Die Knie sollten zu keinem Zeitpunkt über die Zehen hinausragen. Halten Sie die Wirbelsäule konstant aufrecht.

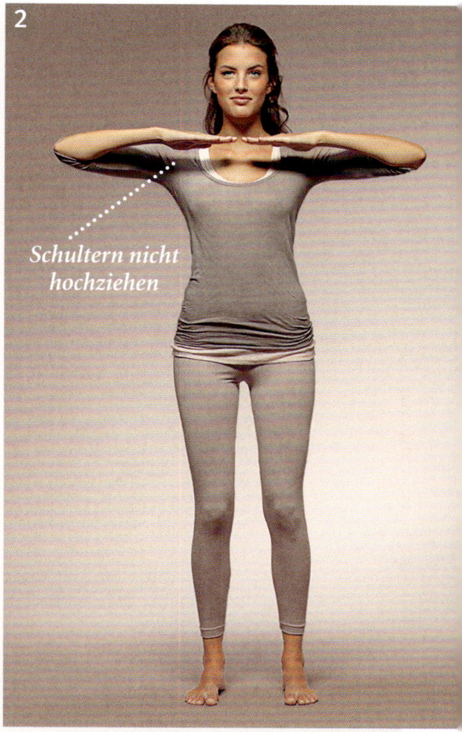

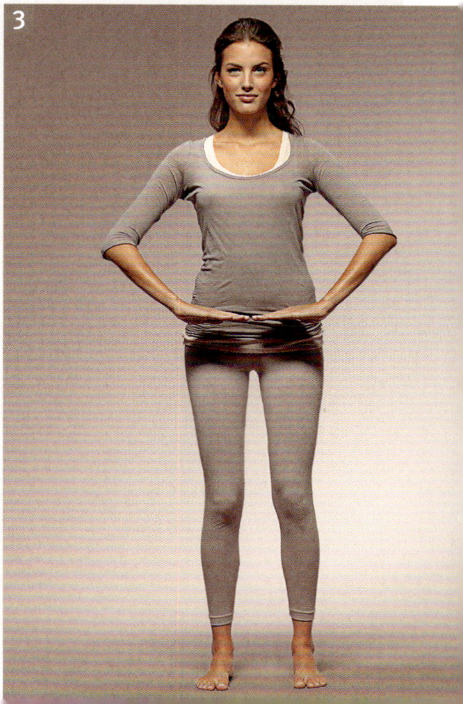

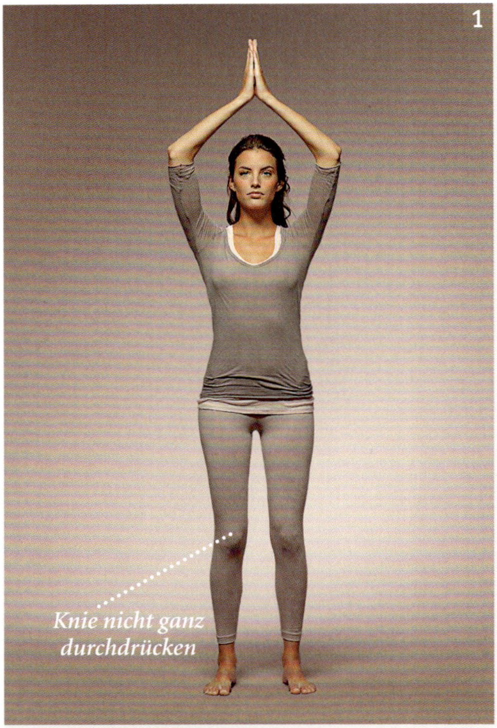
1
Knie nicht ganz
durchdrücken

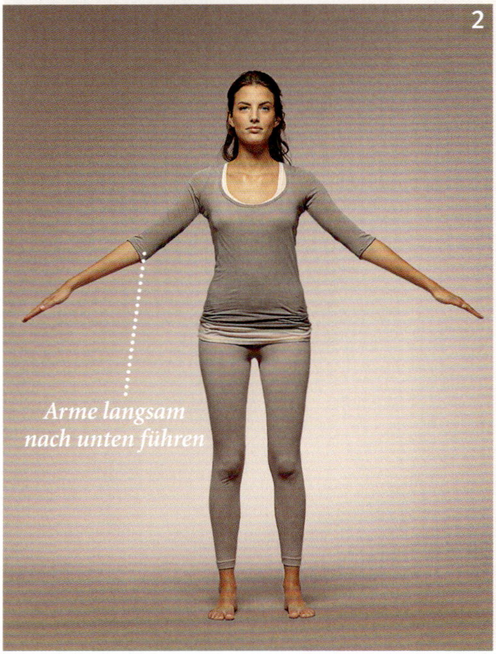
2
Arme langsam
nach unten führen

Den Körper lockern

WIRKUNG

• Arme und Beine, aber auch der restliche Körper werden besser durchblutet. Sie merken das an dem leichten Kribbeln, das sich einstellt, wenn Sie nach der Bewegung zur Ruhe kommen.

➤ Stehen Sie weiterhin wie auf Seite 26 beschrieben und im Bild dargestellt.

➤ Ziehen Sie beim Einatmen die gefalteten Hände nach oben über den Kopf, und drehen Sie die Handflächen nach außen. 1

➤ Öffnen Sie den Mund und gähnen Sie nach Herzenslust, während Sie die Arme seitwärts wieder nach unten führen. 2

➤ Wiederholen Sie diesen Ablauf etwa dreimal.

➤ Lösen Sie die Fersen wenige Zentimeter von der Unterlage und verbinden Sie sich dann wieder fest mit dem Boden.

➤ Wippen Sie so einige Male, bis Sie das Gefühl haben, gut durchgelockert zu sein.

➤ Bleiben Sie dann noch ein wenig ruhig stehen, und spüren Sie in Ihren Körper hinein. Merken Sie einen Unterschied zu Ihrem Körpergefühl vor dem Üben?

DIE KÖRPERWAHRNEHMUNG VERBESSERN

Die Progressive Muskelrelaxation dient nicht nur der Entspannung, sondern schult nebenbei auch Ihre Wahrnehmung. Ist der Körper locker und durchlässig, wird es nicht nur leichter, ihn wahrzunehmen, es macht auch mehr Freude.

Richtig hinlegen und liegen

WIRKUNG

• Sie schonen die häufig überbeanspruchte Hals- und Lendenwirbelsäule und üben mit optimaler Ergonomie.

➤ Legen Sie zwei zusammengerollte Handtücher, Nackenrollen oder kleine Kissen bereit.

➤ Machen Sie einen großen Schritt auf Ihre Unterlage, und knien Sie mit dem hinteren Bein nieder, während der Oberkörper gerade bleibt. 3 Kommen Sie in den Kniestand, indem Sie das vordere Bein neben das hintere bringen. Setzen Sie sich seitlich ab 4, legen Sie sich langsam auf die Seite und drehen Sie sich auf den Rücken.

➤ Liegen Sie locker und möglichst gerade. Die Füße fallen leicht auseinander, die Arme liegen parallel zum Körper, die Handflächen weisen zum Boden. 5 Wie ist die Lage Ihrer Lendenwirbelsäule? Sie sollte Bodenkontakt haben. Prüfen Sie das, indem Sie versuchen, eine Hand zwischen Lendenbereich und Unterlage zu schieben. Gelingt das, so unterstützen Sie die Kniekehlen. Dadurch kippt das Becken etwas nach vorn und die Lendenwirbelsäule sollte nun vollständigen Bodenkontakt haben.

HOHLKREUZ BERÜCKSICHTIGEN

Wenn Sie ein Hohlkreuz haben sollten, dann werden Sie Ihre Lendenwirbelsäule auch mit einem Kissen unter den Knien nicht an den Boden bringen können. Gerade dann entlastet es aber trotzdem Ihren unteren Rücken.

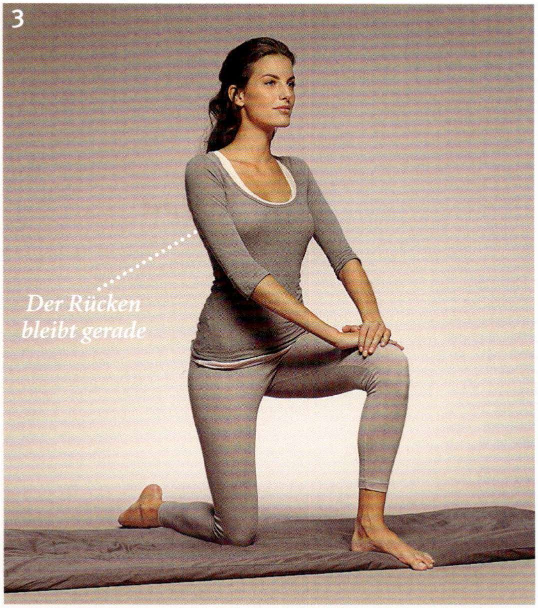
3
Der Rücken bleibt gerade

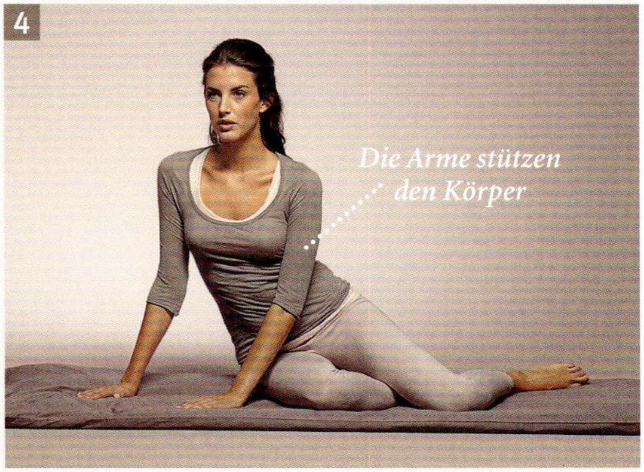
4
Die Arme stützen den Körper

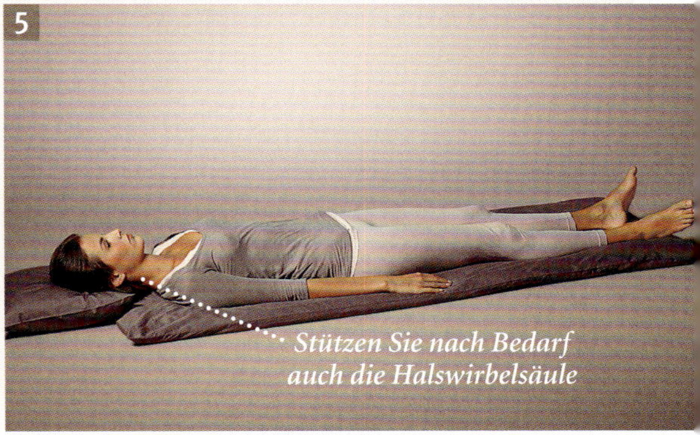

DIE GRUNDÜBUNGEN

Nehmen Sie sich in den kommenden drei bis vier Wochen möglichst jeden zweiten Tag, besser noch täglich etwa eine halbe Stunde Zeit, um die nun folgenden Grundübungen durchzuführen. Üben Sie in Ihrem »Wohlfühlraum« im Liegen auf einer bequemen Unterlage.

Ballen Sie die Faust ● Track 1

WIRKUNG
• Die Muskeln von Fingern, Händen und Unterarmen werden gekräftigt und besser durchblutet. • Eventuelle Verkrampfungen werden schnell gelöst.

➤ Beginnen Sie mit der dominanten Hand: als Rechtshänder mit der rechten, als Linkshänder mit der linken Hand.

➤ Schließen Sie sanft die Augen.

➤ Ballen Sie die Hand in einer mittleren Anspannung zur Faust. 1

➤ Halten Sie die Anspannung fünf bis sieben Sekunden lang, während Sie ruhig und gelassen weiteratmen.

➤ Lösen Sie die Spannung abrupt.

➤ Lassen Sie die Hand ganz locker und entspannt liegen.

➤ Spüren Sie den unterschiedlichen Empfindungen während der bewussten Anspannung und der plötzlichen Entspannung nach. Verweilen Sie dabei mit Ihrer Aufmerksamkeit in der Muskulatur Ihrer dominanten Hand, der Finger und des Unterarms.

➤ Wandern Sie mit Ihrer Aufmerksamkeit durch die einzelnen Finger und ins Handinnere. Versuchen Sie, einzelne Muskelfasern noch mehr loszulassen.

➤ Lassen Sie alle Anspannung entweichen, nach und nach, mehr und mehr, lassen Sie alles ganz entspannt und gelöst werden.

➤ Wiederholen Sie diese Übung nach etwa einer Minute. Spüren Sie der erlebten Entspannung erneut voller Bewusstheit etwa eine Minute lang nach.

VERMEIDEN SIE ANFÄNGERFEHLER

Konzentrieren Sie sich auf die aktive Hand. Atmen Sie ruhig und gelassen weiter. Vermeiden Sie eine Pressatmung und eine zu starke Anspannung mit zu hohem Kraftaufwand. Lassen Sie alle anderen Muskeln locker und schwer auf der Unterlage liegen. Entspannen Sie auch das Gesicht und die Kiefermuskulatur.

1

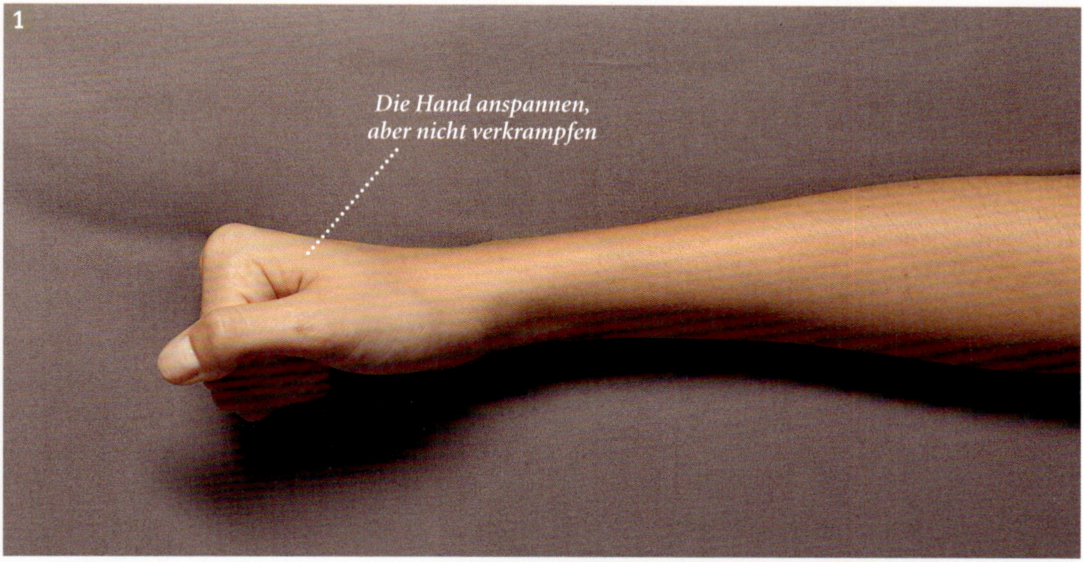

2

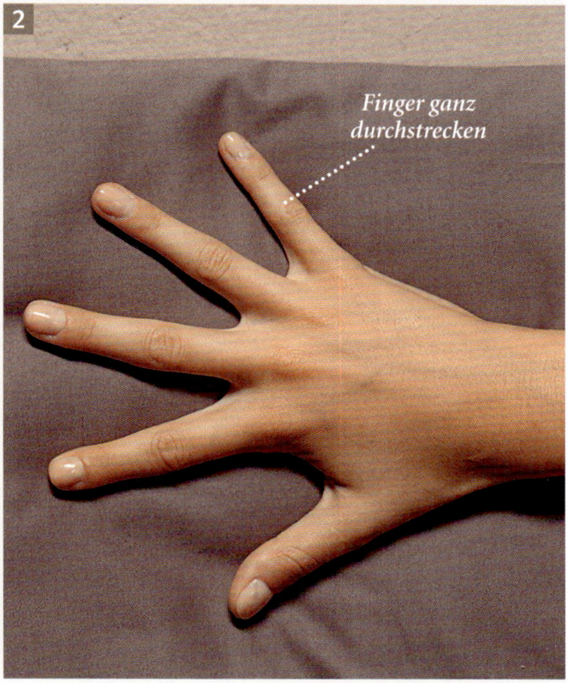

Spreizen Sie die Finger

➤ Spreizen Sie die Finger mit mittlerer Anspannung. 2 Halten Sie die Spannung für fünf bis sieben Sekunden. Lösen Sie sie dann abrupt.

➤ Spüren Sie ganz bewusst dem Unterschied zwischen An- und Entspannung etwa eine Minute lang nach.

➤ Wiederholen Sie die Übung noch einmal.

KEINE SORGE BEI ZUCKENDEN HÄNDEN

Wundern Sie sich nicht, falls die Hand beim Anspannen zu zucken beginnt. Dies ist meist ein gutes Zeichen, das sich bald legen wird. Spannen Sie die Hand in diesem Fall erneut an, und lassen Sie sie wieder los.

Lassen Sie die Oberarmmuskeln spielen ⊙ Track 2

WIRKUNG
• Die Muskeln der Hand, des Unterarms, des Oberarmbeugers sowie des Bizeps werden gekräftigt und besser durchblutet. • Verspannungen und Verkrampfungen in den Armen können sich lösen.

➤ Ballen Sie erneut die dominante Hand zur Faust, und winkeln Sie den dazugehörigen Unterarm in mittlerer Anspannung an. Lassen Sie den Oberarm dabei senkrecht nach oben 1 oder schräg in Richtung Schulter 2 zeigen.

➤ Halten Sie die Anspannung fünf bis sieben Sekunden, während Sie ruhig und gleichmäßig weiteratmen.

➤ Lösen Sie die Spannung abrupt, und legen Sie den Arm locker ab.

➤ Spüren Sie dem Unterschied zwischen An- und Entspannung in Hand, Unter- und Oberarm nach. Lassen Sie nach und nach alle Anspannung entweichen, alles ganz entspannt und gelöst werden.

➤ Nehmen Sie sich für diesen Vorgang etwa eine Minute Zeit.

➤ Wiederholen Sie die Übung und spüren Sie erneut nach.

➤ Führen Sie nun die Übung »Die Faust ballen« und diese Übung für den Arm auch mit der nicht dominanten Seite aus, und nehmen Sie eventuelle Unterschiede wahr.

TIPP

Wenn Sie möchten, können Sie den gebeugten Unterarm auch gegen einen feststehenden, massiven Gegenstand drücken.

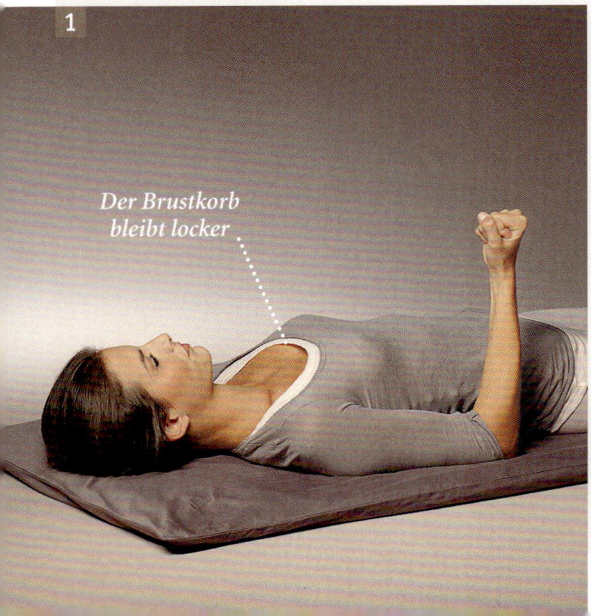

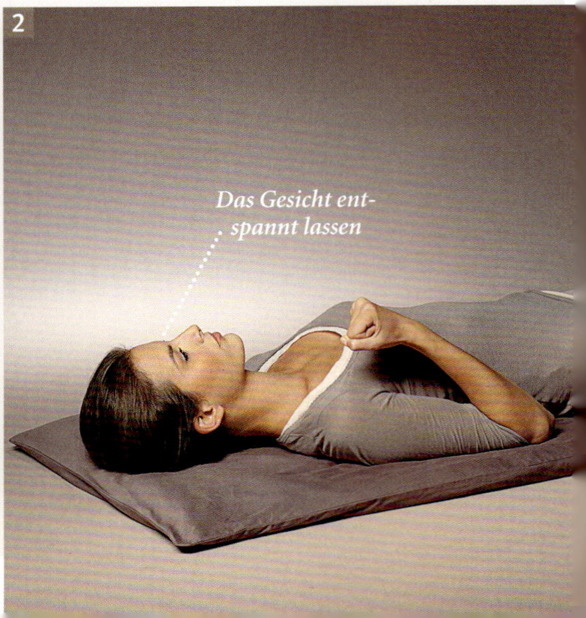

Stirnfalten adieu!

● Track 3

WIRKUNG

• Die Stirnhaut wird besser durchblutet. Vorhandene Falten können sich dadurch nach einigen Monaten des Übens glätten oder mit der Zeit sogar vollständig verschwinden.

➤ Ziehen Sie die Augenbrauen hoch, und legen Sie so die Stirn in Falten. Halten Sie die Anspannung fünf bis sieben Sekunden lang, während Sie ruhig und gleichmäßig weiteratmen. 3

➤ Lösen Sie die Anspannung abrupt.

➤ Spüren Sie dem Unterschied zwischen An- und Entspannung im Bereich von Augenbrauen und Stirn etwa eine Minute lang nach.

➤ Lassen Sie alle Anspannung entweichen, nach und nach, mehr und mehr, lassen Sie alles ganz entspannt und gelöst werden. 4

➤ Wiederholen Sie die Übung nach kurzer Zeit noch einmal.

NUR DIE STIRN!

Der gesamte Körper bleibt während dieser Übung ruhig und entspannt – auch die übrigen Gesichtsmuskeln! Wenden Sie Ihre Aufmerksamkeit ausschließlich der Stirn zu. Statt die Augenbrauen hochzuziehen, können Sie auch die Augen zukneifen.

3

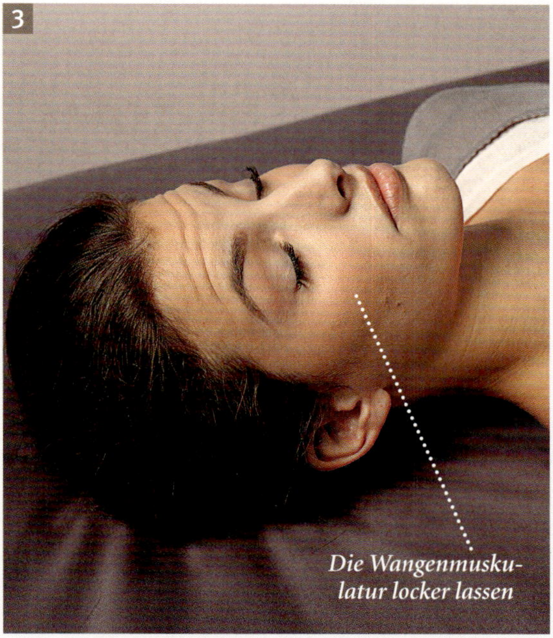

Die Wangenmuskulatur locker lassen

4

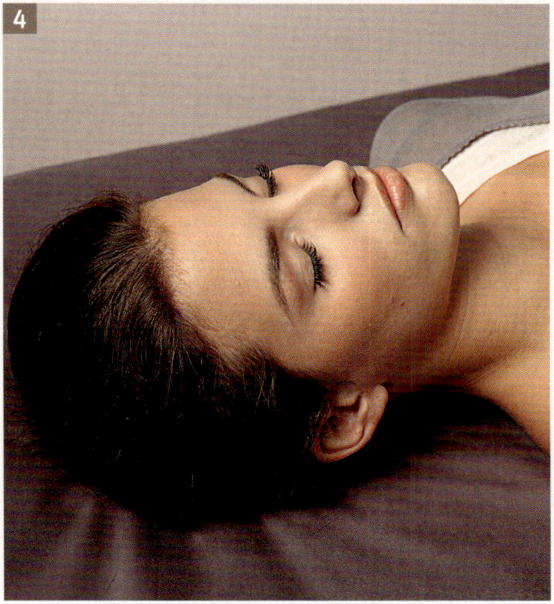

Rümpfen Sie die Nase

Track 4

WIRKUNG
• Die obere Wangenmuskulatur wird gelockert, entspannt und gleichzeitig gekräftigt.
• Auch die Muskeln um die Nase herum werden trainiert, gestärkt und besser durchblutet, sodass sich die untere Wangenpartie ebenfalls entspannen kann.

➤ Schließen Sie sanft die Augen. Lenken Sie Ihre Aufmerksamkeit auf die Nase und rümpfen Sie sie, indem Sie die Nase leicht hochziehen. 1 Die Stirn sollte dabei möglichst glatt und entspannt bleiben.

➤ Halten Sie die Anspannung etwa fünf bis sieben Sekunden lang, während Sie ganz ruhig weiteratmen.

➤ Lösen Sie die Anspannung abrupt, und spüren Sie dem Gefühl der Entspannung nach: Spüren Sie, wie die Anspannung der betroffenen Nasenhaut und der Haut der oberen Wangenpartie langsam immer weniger wird, wie die Haut wieder glatt wird.

➤ Lassen Sie alle Anspannung entweichen, nach und nach, mehr und mehr, lassen Sie alles ganz entspannt und gelöst werden.

➤ Wiederholen Sie die Übung nach einer Minute des Nachspürens.

1

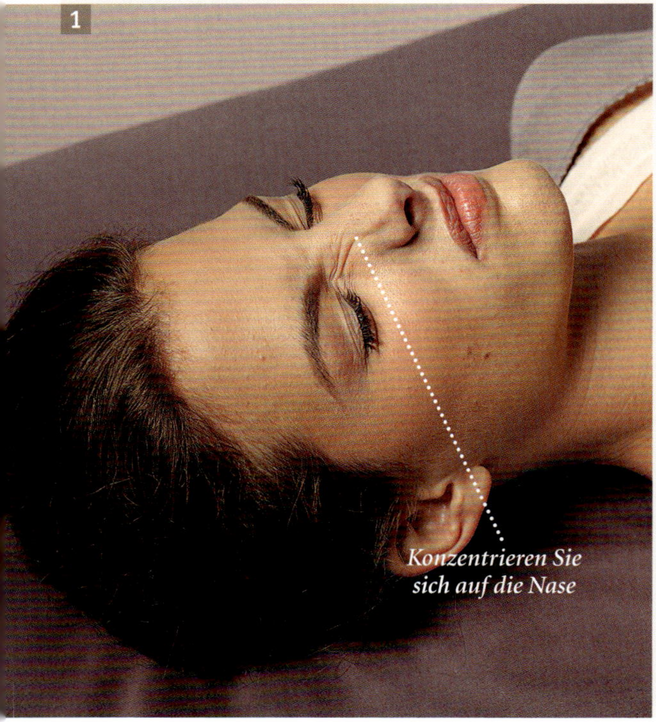

Konzentrieren Sie sich auf die Nase

WENN WANGEN ZUR MASKE WERDEN

Manchmal müssen wir höflich und freundlich sein, obwohl uns gar nicht danach zumute ist. Dadurch verspannt sich unser Gesicht. Indem Sie die Muskulatur der Nase und damit der oberen Wangenpartie entspannen, lassen Sie Ihre Züge wieder lebendig werden. Versuchen Sie, auch bei dieser Übung gleichmäßig durch die Nase einzuatmen. Lassen Sie die restlichen Gesichtsmuskeln ganz entspannt.

Riskieren Sie eine lockere Lippe ● Track 5

WIRKUNG
• Mund- und Kinnmuskulatur wird gelockert und gelöst. • Entspannung breitet sich über das ganze Gesicht bis hin zur Kopfhaut aus.

➤ Lenken Sie Ihre Aufmerksamkeit auf Ihren Mund. Drücken Sie die Zunge sanft gegen den Gaumen, während Sie die Lippen leicht aufeinanderpressen. Halten Sie die Anspannung fünf bis sieben Sekunden. 2

➤ Entspannen Sie abrupt, während Sie ruhig und gleichmäßig weiteratmen.

➤ Spüren Sie, wie die Spannung aus Mund- und unterer Wangenmuskulatur mehr und mehr entweicht, die Muskeln locker werden.

➤ Lassen Sie nach und nach alle Anspannung gehen, bis alles ganz entspannt und völlig gelöst ist. Dabei können sich die Lippen ruhig leicht öffnen, der Atem bleibt gleichmäßig.

➤ Spüren Sie ganz kurz nach und wiederholen Sie die Übung nach ungefähr einer Minute.

2

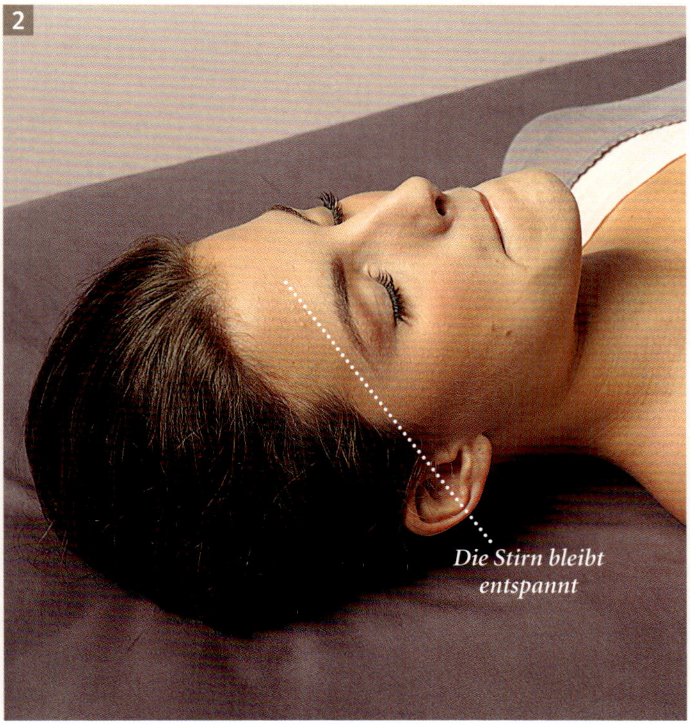

KIEFER LOCKER LASSEN

Diese Übung verleitet häufig dazu, die Zähne aufeinanderzubeißen. Doch genau das sollten Sie unbedingt vermeiden. Beißen Sie sich auch nicht auf die Lippen. Atmen Sie ausnahmsweise durch die Nase aus, denn der Mund bleibt geschlossen.

Befreien Sie den Nacken

Track 6

WIRKUNG

• Die stark beanspruchten Halsmuskeln werden mit der Zeit locker und gelöst. • Allmählich können auch Kopfschmerzen verschwinden, die durch eine Fehlhaltung und Überlastung der Halswirbelsäule entstehen.

➤ Schließen Sie die Augen, und richten Sie Ihre Aufmerksamkeit auf Hals und Nacken.

➤ Bringen Sie das Kinn sanft in Richtung Brustbein. Der Kopf hebt sich dabei einige Zentimeter von der Unterlage. 1

➤ Atmen Sie ruhig und gleichmäßig weiter.

➤ Halten Sie die Anspannung der seitlichen und hinteren Hals- und Nackenmuskulatur fünf bis sieben Sekunden. Alle anderen Muskeln und Körperteile bleiben dabei möglichst unbeteiligt, nur Hals und Nacken angespannt.

➤ Bringen Sie den Kopf langsam in die Ausgangslage zurück, und lassen Sie die Muskeln los. Spüren Sie etwa eine Minute nach, während Sie die verbliebene Anspannung entweichen lassen, nach und nach, immer mehr, bis alles ganz entspannt und gelöst ist.

➤ Bleiben Sie mit Ihrer Aufmerksamkeit in der Halsmuskulatur, und lassen Sie diese ganz kraftlos werden.

➤ Wiederholen Sie die Übung.

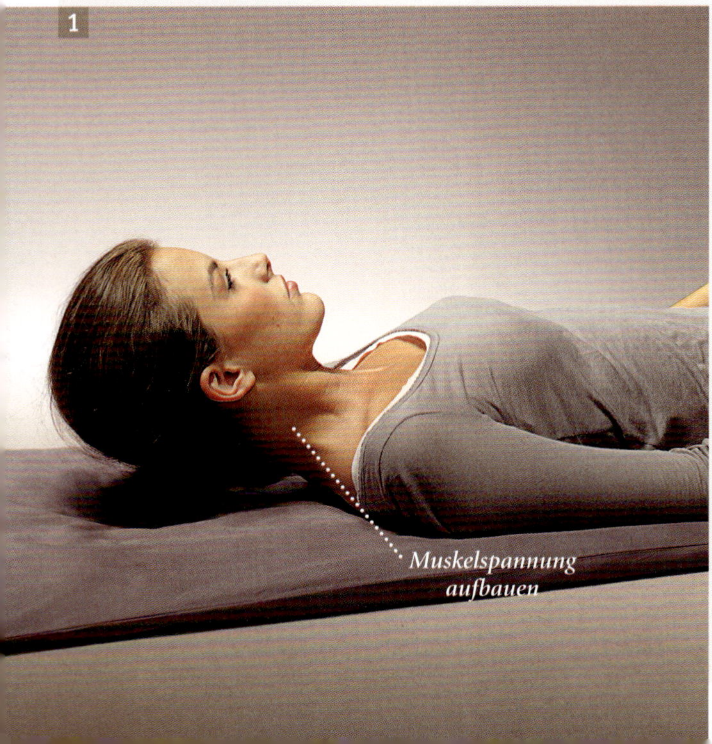

VORSICHT MIT HALS UND NACKEN

Die Halswirbelsäule ist neben der Lendenwirbelsäule der empfindlichste Teil unseres Skeletts und häufig stark belastet. Führen Sie daher die Übung sanft und vorsichtig aus. Bringen Sie den Kopf nur so weit zum Brustbein, bis Sie ein leichtes Ziehen im Nackenbereich spüren.

Lassen Sie ruhig einmal die Schultern hängen ● Track 7

WIRKUNG

• Der gesamte Schulterbereich, der häufig durch Stress stark verspannt ist, wird schon nach kurzer Zeit des Übens entkrampft und gleichzeitig gestärkt.
• Das allgemeine Wohlbefinden wird gefördert.

➤ Schließen Sie die Augen, und lenken Sie Ihre Aufmerksamkeit auf die Schultermuskulatur.

➤ Ziehen Sie die Schultern nach unten Richtung Po, und schieben Sie dann beide Schulterblätter zur Wirbelsäule hin. Dadurch hebt sich der Oberkörper geringfügig von der Unterlage. 2

➤ Halten Sie die Anspannung ungefähr fünf bis sieben Sekunden lang.

➤ Lassen Sie die angespannten Schultern abrupt wieder los, wodurch Hals- und Brustwirbelsäule auf die Unterlage »zurückfallen«.

➤ Lassen Sie alle Anspannung entweichen, nach und nach, mehr und mehr, lassen Sie alles ganz entspannt und gelöst werden. 3

➤ Genießen Sie die wohltuende Entspannung – im Kontrast zur vorhergehenden Anspannung – für etwa eine Minute.

➤ Wiederholen Sie die Übung noch einmal.

UNBEWUSSTE FEHLHALTUNG VERMEIDEN

Nackenverspannungen rühren oft daher, dass wir unbewusst die Schultern hochziehen. Das führt zu weiteren Verkrampfungen im Oberkörper und damit zu Unwohlsein.

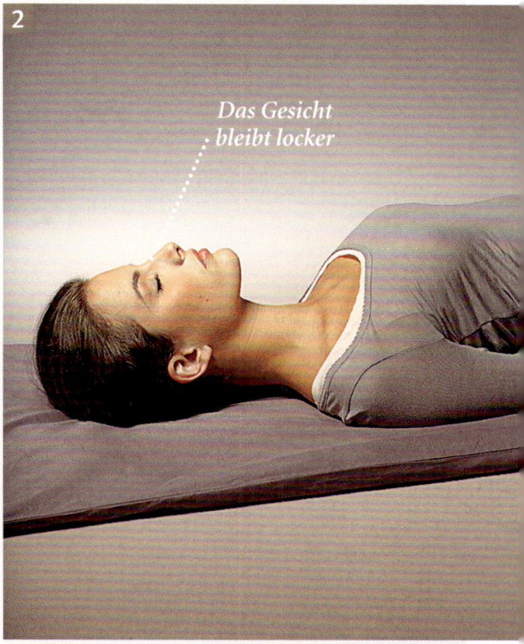

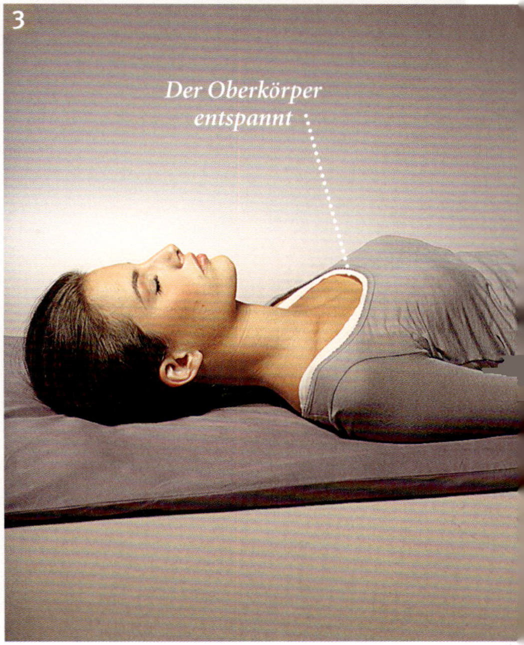

1

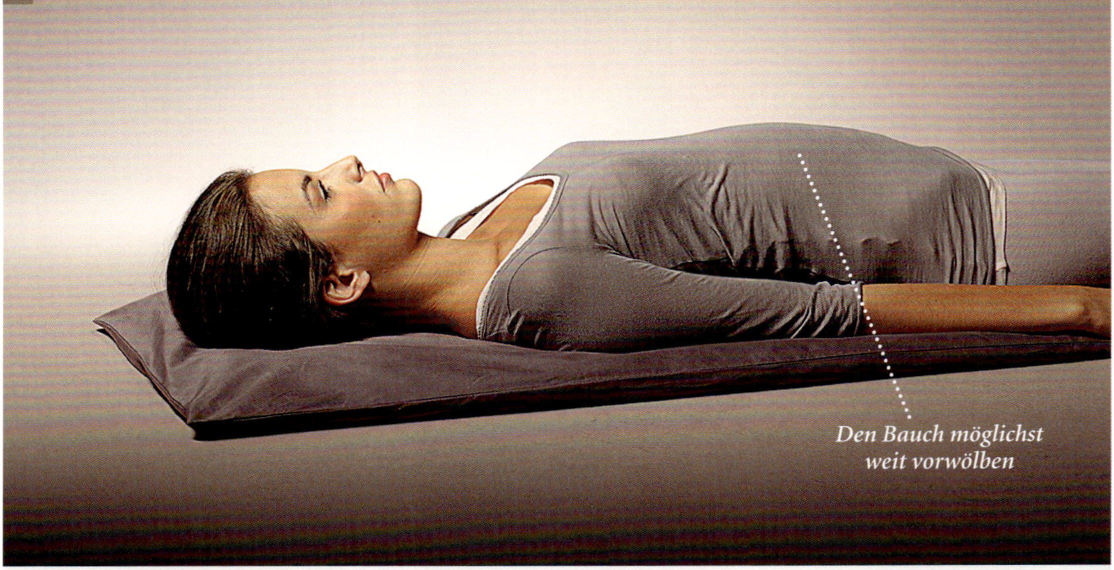

Den Bauch möglichst weit vorwölben

Lassen Sie das Sonnengeflecht erstrahlen ● Track 8

WIRKUNG
• Die Darmtätigkeit wird angeregt und gefördert. • Der gesamte Bauchraum kann sich entspannen, der Solarplexus erstarken.

➤ Schließen Sie sanft die Augen, und wenden Sie Ihre Aufmerksamkeit ganz Ihren Bauchmuskeln zu.

➤ Drücken Sie den Bauch so weit wie möglich heraus, ohne ins Hohlkreuz zu gehen. Halten Sie die Anspannung etwa fünf bis sieben Sekunden lang. 1

➤ Lösen Sie die Anspannung abrupt.

➤ Entspannen Sie eine Minute lang. Atmen Sie einmal tief ein und aus, dann ganz normal und regelmäßig weiter.

➤ Lassen Sie alle Anspannung aus dem Bauch entweichen, nach und nach, immer mehr, bis die gesamte Körperregion wieder ganz entspannt und gelöst ist.

➤ Spüren Sie das angenehme Gefühl in Brust und Bauch? Genießen Sie es! Sie haben es verdient.

➤ Wiederholen Sie diese Übung nach kurzer Pause noch einmal.

SOLARPLEXUS – MEHR ALS NUR DIE KÖRPERMITTE

In östlichen Kulturen gilt das Sonnengeflecht – der Solarplexus, jenes Nervengeflecht im Oberbauch – als unser Kraftzentrum. Doch sammelt sich hier auch psychisches und körperliches Unwohlsein. Den Bauch zu entspannen, kann daher tief greifende Wirkungen haben.

Bilden Sie eine Bauchkuhle

WIRKUNG

• Bauchkrämpfen und Magenschmerzen, seien sie durch falsches Essen oder durch Stress und Aufregung verursacht, können Sie mit dieser Übung entgegenwirken.

➤ Ziehen Sie den Bauch so weit wie möglich nach innen. 2

➤ Halten Sie die Anspannung fünf bis sieben Sekunden.

➤ Lösen Sie die Spannung abrupt, und lassen Sie die Bauchdecke ganz locker und entspannt. 3

➤ Atmen Sie einmal tief ein und aus, dann ganz normal und gleichmäßig weiter.

➤ Spüren Sie dem Unterschied zwischen An- und Entspannung etwa eine Minute nach. Lassen Sie alle Anspannung weichen, nach und nach, immer mehr, bis alles ganz entspannt und gelöst ist.

➤ Wiederholen Sie die Übung noch einmal.

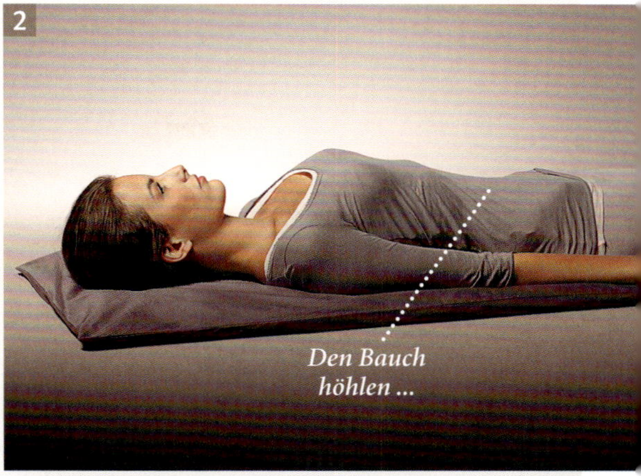

Den Bauch höhlen …

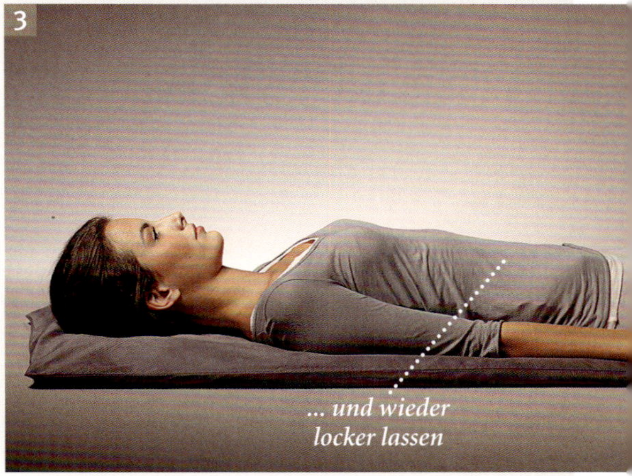

… und wieder locker lassen

FÜR BLÄHUNGEN NICHT SCHÄMEN

Die extreme Anspannung der Bauchmuskulatur regt die Darmtätigkeit an, was dazu führen kann, dass Darmwinde entstehen. Unterdrücken Sie diese nicht, denn das würde zu weiteren Verkrampfungen und Schmerzen führen.

Für einen entzückenden Rücken ● Track 9

WIRKUNG
• Die gesamte Rückenmuskulatur wird entlastet und gestärkt. • Die für unsere Aufrichtung so wichtige Beckenmuskulatur wird trainiert.

➤ Schließen Sie die Augen, und spüren Sie in Ihren Rücken hinein.

➤ Bilden Sie ein leichtes Hohlkreuz, indem Sie das Becken ein klein wenig nach vorn schieben. Nehmen Sie das sanfte Spannungsgefühl im Bereich der Lendenwirbelsäule wahr. 1

➤ Halten Sie die Anspannung fünf bis sieben Sekunden lang, während Sie ruhig weiteratmen.

➤ Lösen Sie die Anspannung abrupt. Lassen Sie alle Anspannung entweichen, nach und nach, immer mehr, bis alles ganz entspannt, locker und gelöst ist. 2 Spüren Sie etwa eine Minute ganz bewusst nach.

➤ Wiederholen Sie die Übung.

➤ Nach Beendigung der Übung legen Sie die gesamte Wirbelsäule wieder auf die Unterlage auf.

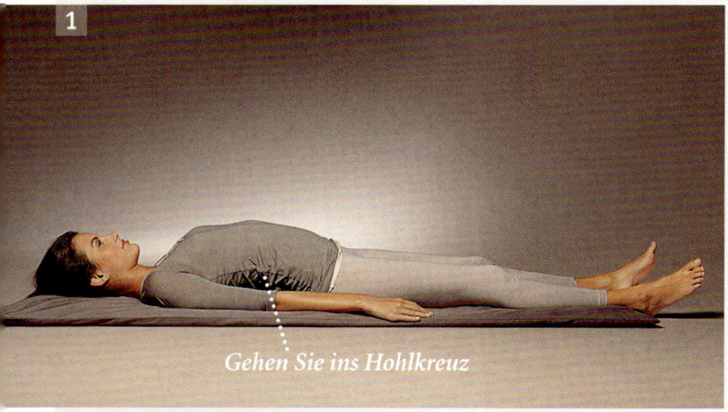

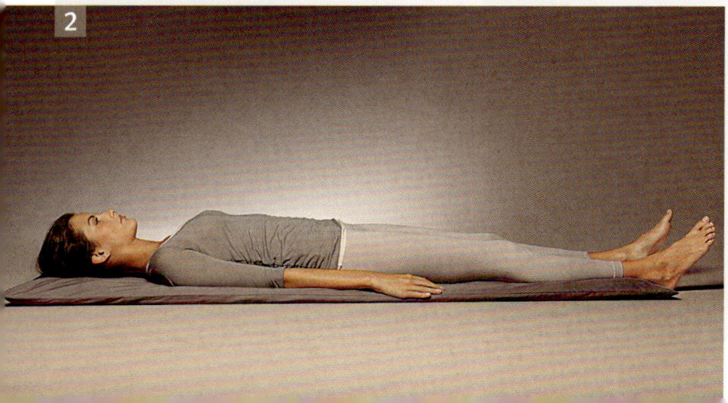

VORSICHT BEI SCHMERZEN

Leiden Sie unter chronischen Rückenschmerzen, dann gehen Sie besonders sanft und aufmerksam an diese Übung heran. Bei Schmerzen, die in die Beine ausstrahlen, suchen Sie bitte einen Arzt auf. Treten während des Übens Schmerzen auf, beenden Sie die Übung umgehend und konsultieren Sie einen Arzt.

Stärken Sie die Kraft der Basis ● Track 10

WIRKUNG

• Unbewusste Spannungen im Bereich des Gesäßes werden gelöst, die Beckenmuskulatur wird gestärkt.
• Die Enddarmmuskulatur wird besser durchblutet, was Hämorrhoiden und Thrombosen in diesem Bereich vorbeugen kann.

➤ Schließen Sie sanft die Augen, und lenken Sie die Aufmerksamkeit auf Ihre Gesäßmuskulatur.

➤ Drücken Sie beide Pobacken mit mittlerer Kraft zusammen, und halten Sie die Spannung fünf bis sieben Sekunden. 3

➤ Lassen Sie abrupt los. 4

➤ Spüren Sie dem Gefühl der Entspannung nach, und lassen Sie alle Anspannung entweichen, nach und nach, mehr und mehr, lassen Sie alles ganz entspannt und gelöst werden.

➤ Wiederholen Sie die Übung nach etwa einer Minute noch einmal.

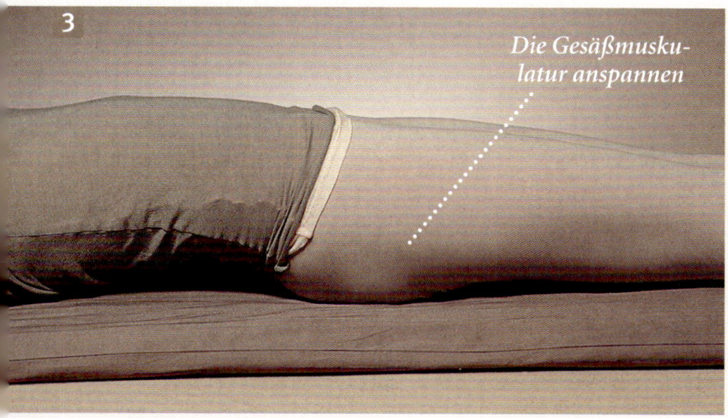

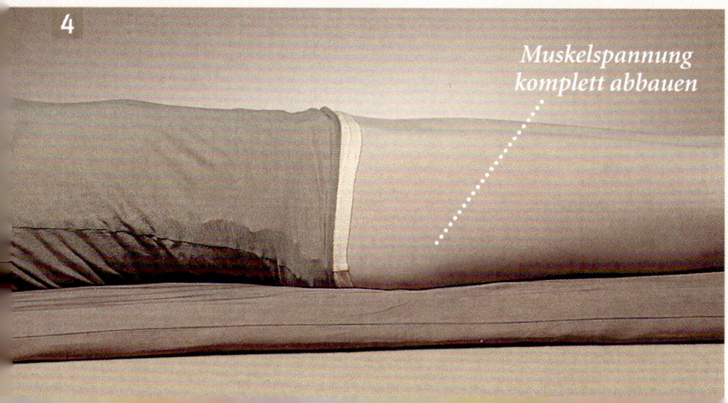

DEN ÜBRIGEN KÖRPER LOCKER LASSEN

Der gesamte restliche Körper bleibt ganz entspannt. Nehmen Sie bei dieser Übung weder die Hände noch die Arme oder die Beine zu Hilfe. Es arbeitet ausschließlich die Gesäßmuskulatur – das strafft auch den Po!

Entlasten Sie die Beine

Track 11

WIRKUNG
- Die vordere und die hintere Oberschenkelmuskulatur wird gelockert und gestärkt
- Muskelkrämpfen in den Oberschenkeln wird vorgebeugt.

➤ Schließen Sie sanft die Augen. Lenken Sie Ihre Aufmerksamkeit auf die Beine.

➤ Drücken Sie nun die rechte Ferse mit mittlerer Kraft in den Boden und halten Sie die Anspannung etwa fünf bis sieben Sekunden. 1

➤ Lassen Sie die Anspannung abrupt los.

➤ Lassen Sie Ober- und Unterschenkelmuskulatur locker werden und den Fuß ruhen. Beobachten Sie, wie alle Anspannung entweicht, nach und nach, mehr und mehr, bis alles ganz entspannt und gelöst ist.

➤ Wiederholen Sie die Übung nach etwa einer Minute noch einmal.

➤ Führen Sie dann die gleiche Übung mit dem linken Bein aus.

1

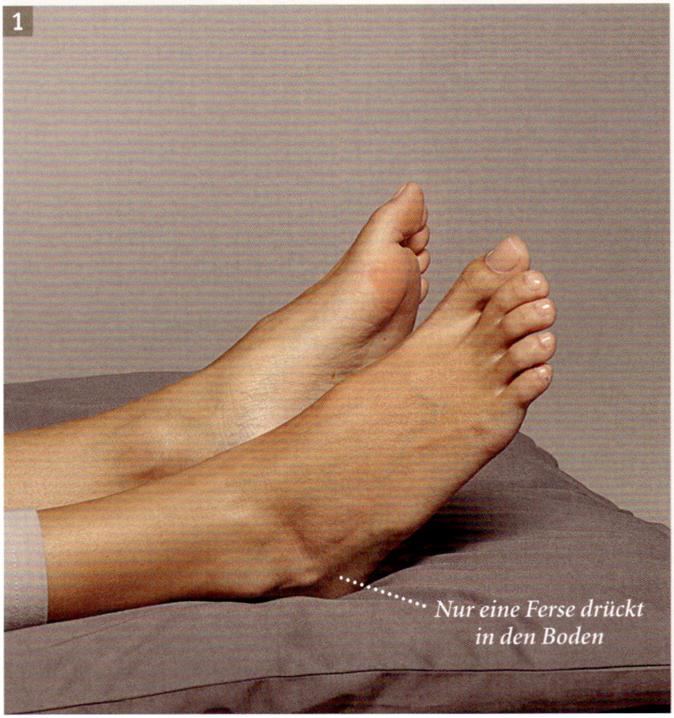

Nur eine Ferse drückt in den Boden

DIE SÄULEN UNSERES LEBENS

Die Beinmuskulatur leistet Schwerstarbeit: Sie trägt unser gesamtes Körpergewicht, wo immer wir gehen und stehen. Bei vielen Sportarten ist sie Hauptakteur, sei es beim Joggen, Fahrradfahren oder Bergsteigen. So sind Ober- und Unterschenkel zwar in der Regel sehr gut trainiert, aber häufig auch besonders verspannt.

Achten Sie bei dieser Übung darauf, nur die relevanten Muskeln anzuspannen: vor allem die Oberschenkel- und Wadenmuskulatur. Der restliche Körper bleibt entspannt.

Spannen Sie die Oberschenkel an

WIRKUNG

• Mit dieser Übung entkrampfen Sie die Oberschenkel und trainieren gleichzeitig die unteren Bauchmuskeln.

➤ Drücken Sie das rechte Knie leicht durch.

➤ Heben Sie nun das rechte Bein einige Zentimeter vom Boden ab und halten Sie die Anspannung fünf bis sieben Sekunden lang. 2

➤ Lösen Sie die Anspannung abrupt, wobei Sie den Unter- und Oberschenkel auf den Boden (die Matte) fallen lassen.

➤ Spüren Sie dem angenehmen Gefühl nach der Entspannung eine Minute nach, und wiederholen Sie die Übung.

➤ Führen Sie als Nächstes die Übung mit dem anderen Bein aus.

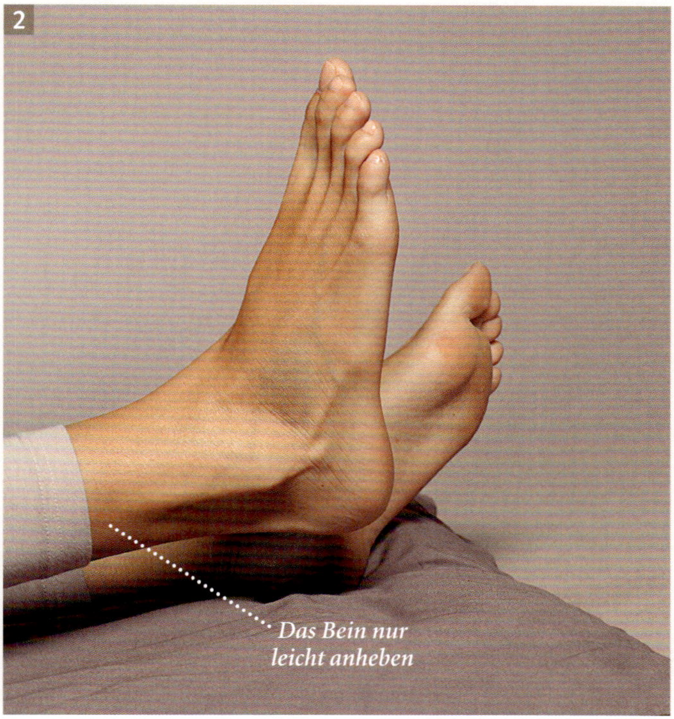

NICHT ÜBERTREIBEN

Der Abstand der Ferse vom Boden braucht wirklich nur einige Zentimeter zu betragen, um effektiv zu üben. Wenn Sie den Unterschenkel abrupt fallen lassen, sollte die Ferse – hier verläuft die Achillessehne! – etwas gepolstert sein, damit Sie keinen Schmerz auslösen. Legen Sie also ein Kissen unter Ihre Füße.

Entspannen Sie die Waden

Track 12

WIRKUNG

• Die Muskulatur der Waden wird gelockert und trainiert, Wadenkrämpfen vorgebeugt.
• Die Gefahr einer Thrombose durch langes Sitzen wird stark reduziert.

➤ Schließen Sie die Augen, und lassen Sie Ihre Aufmerksamkeit in den rechten Unterschenkel wandern.

➤ Ziehen Sie die Zehen des rechten Fußes mit mittlerer Kraft in Richtung Schienbein. Halten Sie die Spannung für etwa fünf bis sieben Sekunden. 1

➤ Lösen Sie die Anspannung abrupt.

➤ Lassen Sie die rechte Wade locker werden und den Fuß ruhen. Alle Anspannung entweicht, nach und nach, immer mehr, bis alles ganz entspannt und gelöst ist.

➤ Spüren Sie der Entspannung etwa eine Minute nach, und wiederholen Sie die Übung.

➤ Und dann die linke Seite: Auch hier zweimal wie beschrieben üben.

1

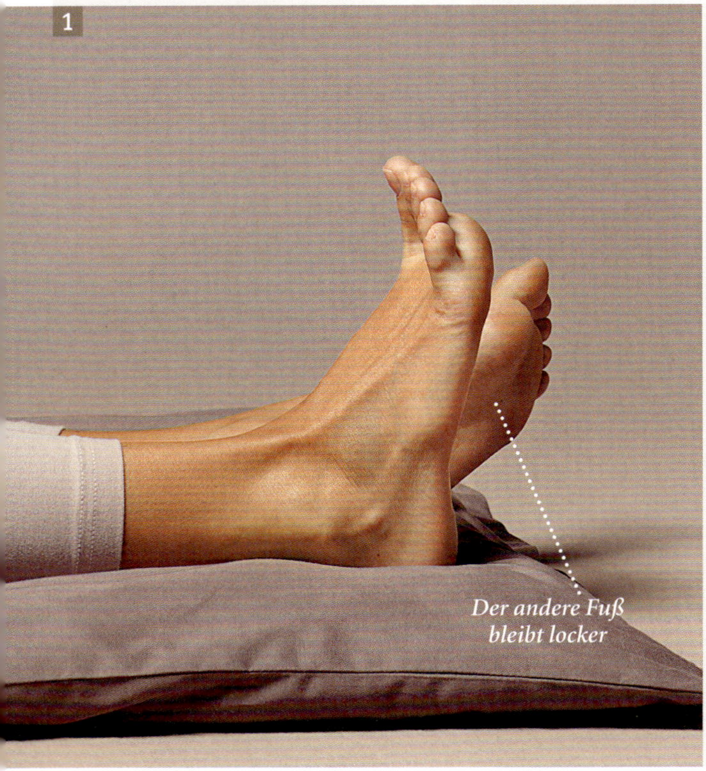

ZEICHEN VON ÜBERLASTUNG – WADENKRÄMPFE

Unsere Waden machen sich besonders häufig durch Krämpfe bemerkbar, vor allem bei einseitiger und dauerhafter Belastung. Wir entspannen sie mit Hilfe der Zehen. Die Fersen bleiben dabei auf dem Boden – auch wenn Sie die Zehen anspannen. Aktivieren Sie nur die direkt beteiligten Muskeln von Waden und Schienbein, nicht die der Oberschenkel.

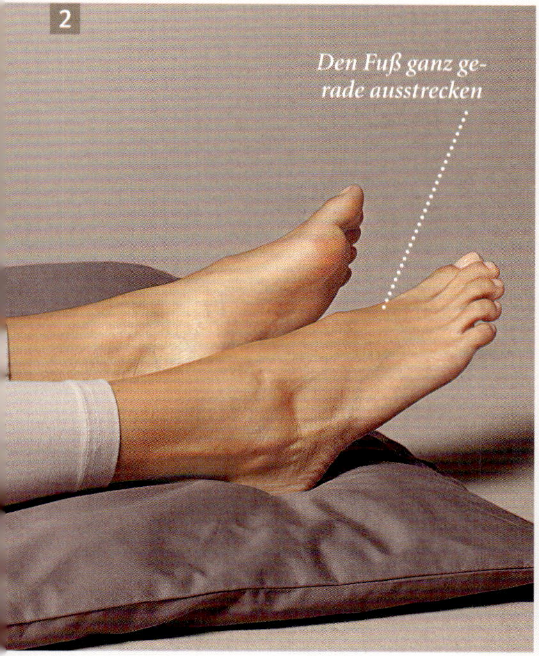

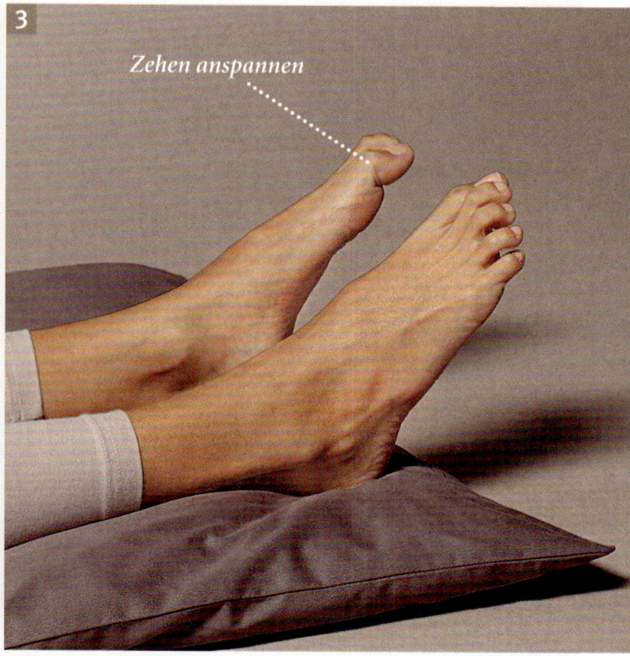

Zehenspitzen zum Boden drücken

➤ Strecken Sie den rechten Fuß so nach vorn, dass die Zehenspitzen eine Linie mit dem Schienbein bilden. Halten Sie die Anspannung für die Zeitspanne von fünf bis sieben Sekunden. 2

➤ Lösen Sie die Anspannung abrupt, und spüren Sie dem Gefühl der Entspannung eine Minute lang nach.

➤ Wiederholen Sie die Übung.

➤ Führen Sie dann die gleiche Übung mit dem linken Fuß aus.

Zehengreifen

➤ Stellen Sie sich vor, Sie würden mit den Zehen einen Bleistift greifen, und machen Sie die entsprechende Bewegung. 3

➤ Halten Sie die Spannung fünf bis sieben Sekunden.

➤ Lösen Sie die Spannung abrupt.

➤ Spüren Sie der Entspannung etwa eine Minute nach und wiederholen Sie die Übung.

WIRKUNG
• Mit diesen Übungen lockern und lösen Sie die gesamte Beinmuskulatur.

ÜBUNGEN ZUM AUSKLANG

Herzlichen Glückwunsch! Sie haben das Basisprogramm erfolgreich absolviert. Zum Abschluss empfehlen sich die folgenden Übungen.

Noch einmal alles anspannen ● Track 13

WIRKUNG
• Sie können nun das Wohlgefühl der Entspannung im gesamten Körper erfahren.

➤ Schließen Sie die Augen, atmen Sie ruhig und gleichmäßig ein und aus.

➤ Spannen Sie gleichzeitig an: rechte und linke Hand, rechten und linken Unterarm in Richtung Schulter. Ziehen Sie die Augenbrauen hoch, rümpfen Sie die Nase, drücken Sie die Zunge gegen den Gaumen. Lippen zusammenpressen, das Kinn Richtung Brustbein, die Schultern Richtung Po ziehen und die Schulterblätter zusammenschieben, den Bauch anspannen, das Becken nach vorn kippen, das Gesäß zusammenkneifen, die Fersen in den Boden drücken, die Fußspitzen Richtung Schienbein ziehen. 1

➤ Halten Sie die Spannung fünf bis sieben Sekunden und lassen Sie abrupt alles ganz entspannt fallen.

➤ Atmen Sie einmal ganz tief ein und aus, und kehren Sie dann zu Ihrer normalen Atmung zurück. Bleiben Sie locker und entspannt liegen, und genießen Sie das Entweichen aller restlichen Anspannung.

➤ Spüren Sie nach, wie sich Ihr Körper jetzt anfühlt. Nehmen Sie sich dafür etwa eine Minute Zeit und horchen Sie in sich hinein.

1
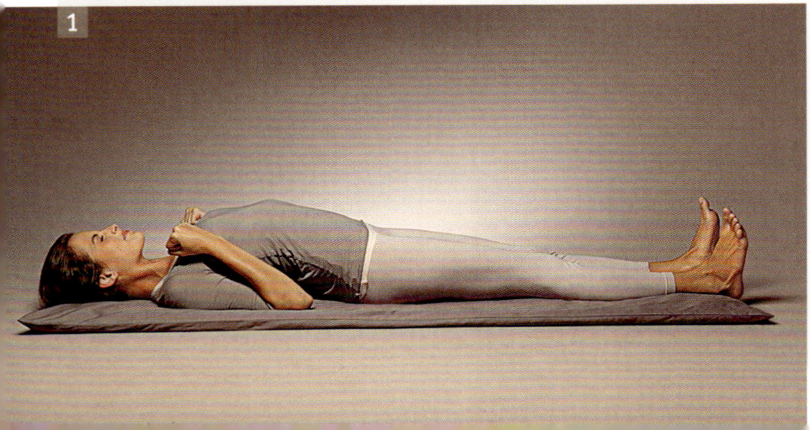

MUSKELZITTERN SCHADET NICHT

Es kann sein, dass Ihr gesamter Körper im Moment der totalen Anspannung zu vibrieren beginnt und einzelne Muskelabschnitte zittern. Das ist nichts Ungewöhnliches.

In die Alltagsrealität zurückkehren ⦿ Track 14

WIRKUNG

• Sie beenden das Üben ganz bewusst und wenden sich innerlich wieder dem Alltag zu.

➤ Bleiben Sie noch einen Moment liegen.

➤ Nehmen Sie beide Arme über den Kopf, und strecken Sie sich, indem Sie zuerst das rechte Bein aus der Hüfte und den linken Arm aus der Schulter »ziehen«. Halten Sie die Dehnung einige Sekunden lang. Dehnen Sie dann das linke Bein und den rechten Arm. Dabei können Sie sich vorstellen, dass zwei Dehnungsdiagonalen durch den Körper verlaufen, die sich etwa in Höhe des Beckenkamms kreuzen. Machen Sie diese Übung, solange es sich gut anfühlt. 2

➤ Legen Sie dann die Arme wieder neben den Körper, und schütteln Sie Arme und Beine sanft und vorsichtig aus.

➤ Winkeln Sie die Knie an, stellen Sie beide Füße fest auf den Boden, und lockern Sie die Waden- und Oberschenkelmuskulatur, indem Sie leicht mit den Beinen hin und her wackeln. 3

➤ Heben Sie zum Schluss die angewinkelten Beine an, umfassen Sie sie mit den Armen, und ziehen Sie die Knie Richtung Brust. Ihr Körper sieht nun aus wie ein fest geschnürtes Paket. Die Wirbelsäule verläuft in einem Bogen. Schaukeln Sie sanft auf der Wirbelsäule hin und her. 4 So bereiten Sie Ihren Rücken allmählich wieder auf das Aufstehen vor.

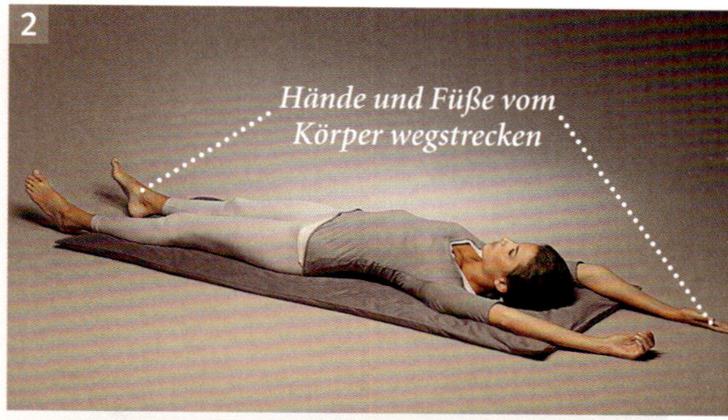

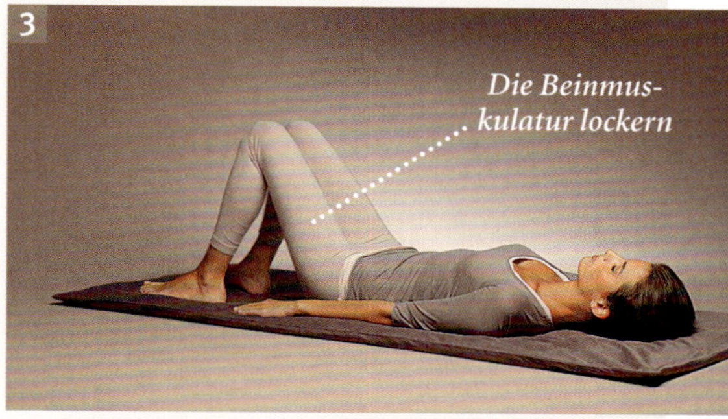

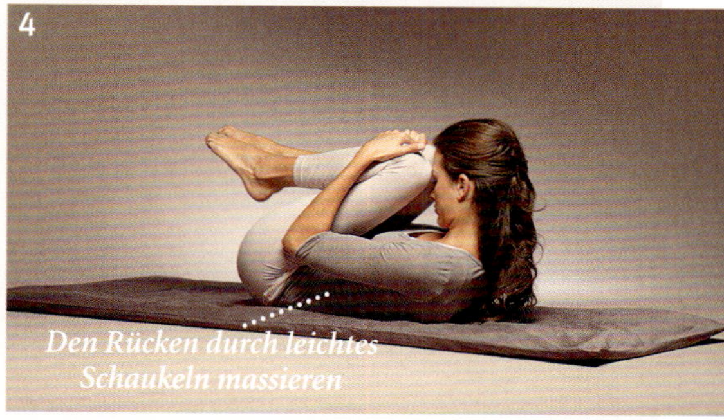

NACH DEM ÜBEN KREISLAUF AKTIVIEREN

Durch die tiefe Entspannung, die Sie durch das Üben erreicht haben, kann es sein, dass Ihr Blutdruck leicht abgesunken ist. Bringen Sie deshalb den Kreislauf wieder in Schwung, bevor Sie zu Ihren Alltagsgeschäften zurückkehren. Wenn Sie jedoch gleich nach dem Üben einschlafen wollen, lassen Sie diese beiden Übungen einfach weg.

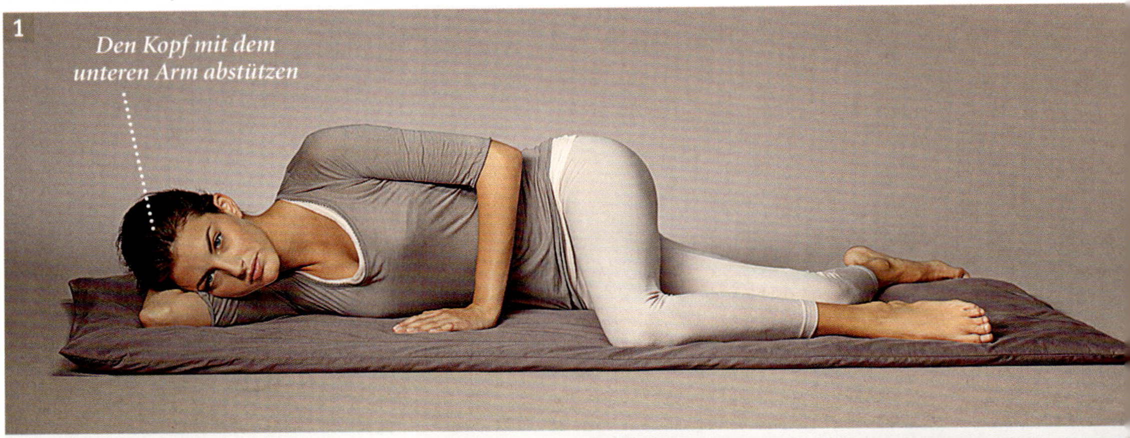
1
Den Kopf mit dem unteren Arm abstützen

Rücken- und wirbelsäulenschonend aufstehen

WIRKUNG
• Die empfindliche Halswirbelsäule wird entlastet und geschont.

➤ Sie liegen flach auf dem Rücken, winkeln die Beine an und stellen die Füße auf.

➤ Bringen Sie die Arme seitlich in Kopfhöhe.

➤ Drehen Sie sich auf die rechte Seite. Dabei streckt sich das linke Bein etwas länger. Ihr Kopf liegt nun auf dem rechten Oberarm. 1

➤ Drehen Sie sich weiter, bis Sie auf den Boden schauen können, und drücken Sie sich gleichzeitig mit dem angewinkelten linken Arm noch weiter herum, bis Sie in den Vierfüßlerstand kommen. 2

➤ Machen Sie einen Katzenbuckel, indem Sie die Wirbelsäule Richtung Decke wölben. Atmen Sie dabei tief ein und aus. 3

➤ Kommen Sie dann langsam in eine gerade Haltung zurück.

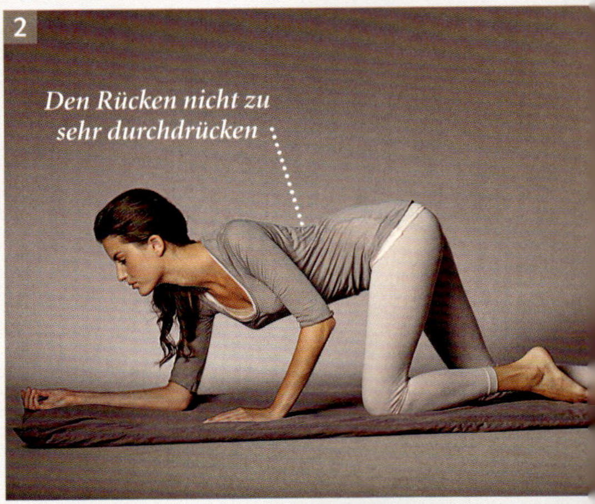
2
Den Rücken nicht zu sehr durchdrücken

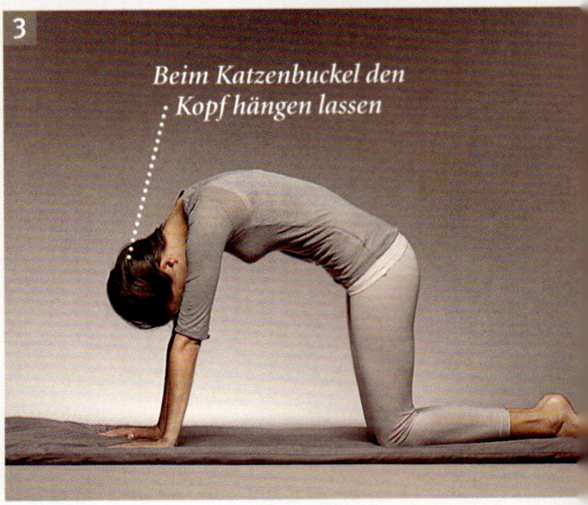
3
Beim Katzenbuckel den Kopf hängen lassen

➤ Stellen Sie ein Bein auf, Ober- und Unterschenkel bilden fast einen rechten Winkel. Stützen Sie sich mit beiden Händen auf dem Oberschenkel ab 4, drücken Sie sich mit geradem Rücken hoch und kommen Sie zurück in den schulterbreiten Stand.

➤ Zum Abschluss dürfen Sie sich noch einmal herzhaft dehnen und strecken, indem Sie die Arme Richtung Decke recken, während Sie auf die Zehenspitzen kommen. 5

➤ Atmen Sie ruhig und gleichmäßig.

➤ Kommen Sie zurück in die Standposition, lockern Sie Arme und Beine aus, schütteln Sie noch einmal den gesamten Körper, wobei sich die Fersen leicht vom Boden lösen.

➤ Kommen Sie dann langsam zur Ruhe, bleiben Sie stehen, und spüren Sie in Ihren Körper hinein. Fühlen Sie, wie sich ein leichtes, angenehmes Kribbeln über den gesamten Körper ergießt? Bemerken Sie einen Unterschied zu Ihrem Befinden zu Beginn des Übungsprogramms? Welcher Unterschied ist das?

➤ Genießen Sie das neu gewonnene Wohlgefühl und kehren Sie frisch in den Tag zurück.

DAMIT DIE ENTSPANNUNG BLEIBT

Lassen Sie die Lendenwirbelsäule im Vierfüßlerstand nur leicht durchhängen. Achten Sie darauf, dass die Halswirbelsäule gerade bleibt – knicken Sie sie nicht ab. Falls Ihnen diese Art aufzustehen unangenehm ist, sollten Sie zumindest versuchen, sich deutlich über die Seite aufzusetzen, um dann in den Vierfüßlerstand zu wechseln.

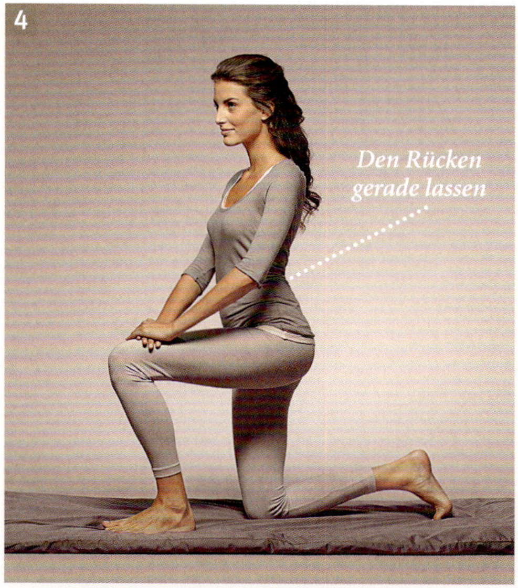

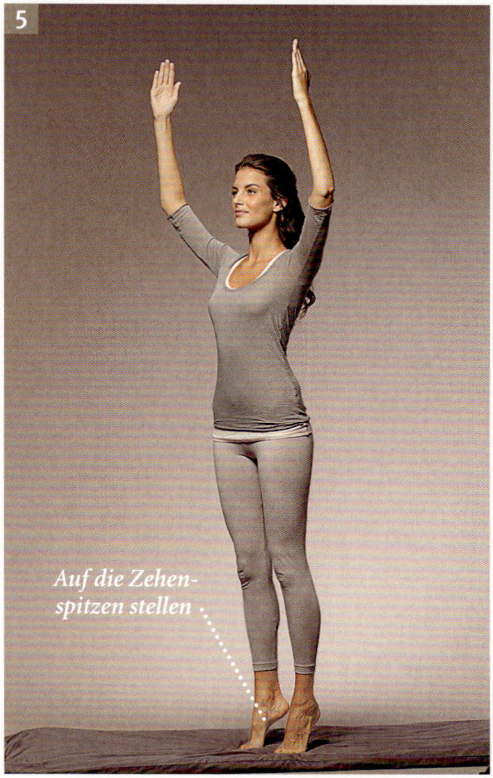

SO ÜBEN SIE ALS SCHMERZPATIENT

Wenn Sie zu den Menschen gehören, die Mediziner häufig als Schmerzpatienten bezeichnen, sind alle Übungen dieses Buches für Sie geeignet – auch die Übungen für Fortgeschrittene im zweiten Kapitel. Sie sollten sie lediglich mit weniger Krafteinsatz ausführen und insgesamt etwas langsamer und behutsamer vorgehen – hören Sie darauf, was Ihr Körper Ihnen mitteilt.

Hören Sie auf Ihr Gefühl, wenn Sie die Progressive Muskelentspannung nach Jacobson praktizieren möchten, obwohl Sie als Schmerzpatient gelten. Es wird Ihnen das richtige Tempo vorgeben. Bei regelmäßigem Üben können Ihre Schmerzen deutlich gelindert werden. Beachten Sie außerdem die folgenden Punkte:

➤ Falls es die Witterung zulässt, üben Sie bei geöffnetem Fenster. Das erhöht die Sauerstoffzufuhr. So steigern Sie bei gleicher Übungsintensität den positiven Effekt.

➤ Spannen Sie die Muskeln nur so stark an, dass Sie den Unterschied zwischen An- und Entspannung gerade noch wahrnehmen können. So verhindern Sie eine zu starke Anspannung, die weitere Verspannungen und Verhärtungen und somit stärkere Schmerzen verursachen könnte. Stattdessen entwickeln Sie durch dieses vorsichtige Herantasten ein sensibles Körperbewusstsein, das Ihnen auf Dauer Linderung verschaffen wird.

➤ Treten beim Üben dennoch Schmerzen auf, so spannen Sie die entsprechenden Muskeln noch weniger oder gar nicht an – das gilt eventuell auch für benachbarte Muskelgruppen. Lenken Sie stattdessen lediglich Ihre Aufmerksamkeit auf die schmerzenden Bereiche und stellen Sie sich die Entspannung innerlich vor. Auf keinen Fall sollten Sie durch das Üben entstehende zusätzliche Schmerzen in Kauf nehmen!

➤ Die meisten Schmerzpatienten erleben anfangs bereits vorhandene Schmerzen stärker. Auch kann es sein, dass Sie während der Entspannungsphase unruhig werden, da die Außenreize in den Hintergrund treten und Sie vermehrt auf Ihren schmerzenden Körper achten. In der Regel ist dies ein vorübergehender Effekt, der umso geringer wird, je mehr Sie üben und je mehr sich der Entspannungseffekt ganz automatisch einstellt. Es ist allerdings möglich, dass eine stärkere Schmerzwahrnehmung immer wieder einmal auftritt.

➤ Selbst wenn Ihre ersten Versuche ein wenig Geduld von Ihnen verlangen: Motivieren Sie sich, »dranzubleiben« und regelmäßig zu üben. Sie können ganz sicher sein, dass sich Besserungen einstellen werden, auch wenn das vielleicht ein paar Wochen dauern mag.

➤ Als Schmerzpatient können Sie nur dann wirklich von der Entspannung profitieren, wenn Sie mindestens einmal, besser aber zweimal täglich üben, wobei es mehr als sinnvoll ist, das zweite Mal vor dem Einschlafen zu üben.

Noch ein paar zusätzliche Tipps, die außerhalb des Übens hilfreich sein können:

➤ Bewegen Sie sich so oft und viel Sie können, am besten draußen an der frischen Luft.

➤ Führen Sie im Schmerzbereich bei leichtem Druck kreisende Fingermassagen durch.

➤ Trinken Sie in jedem Fall mindestens zwei Liter Flüssigkeit am Tag, am besten Wasser und Kräutertees. Meiden Sie nach Möglichkeit Alkohol, Kaffee und Zigaretten.

➤ Versuchen Sie, sich innerlich von den Schmerzen zu lösen, Abstand zu gewinnen und nach Möglichkeit nicht mehr daran zu denken.

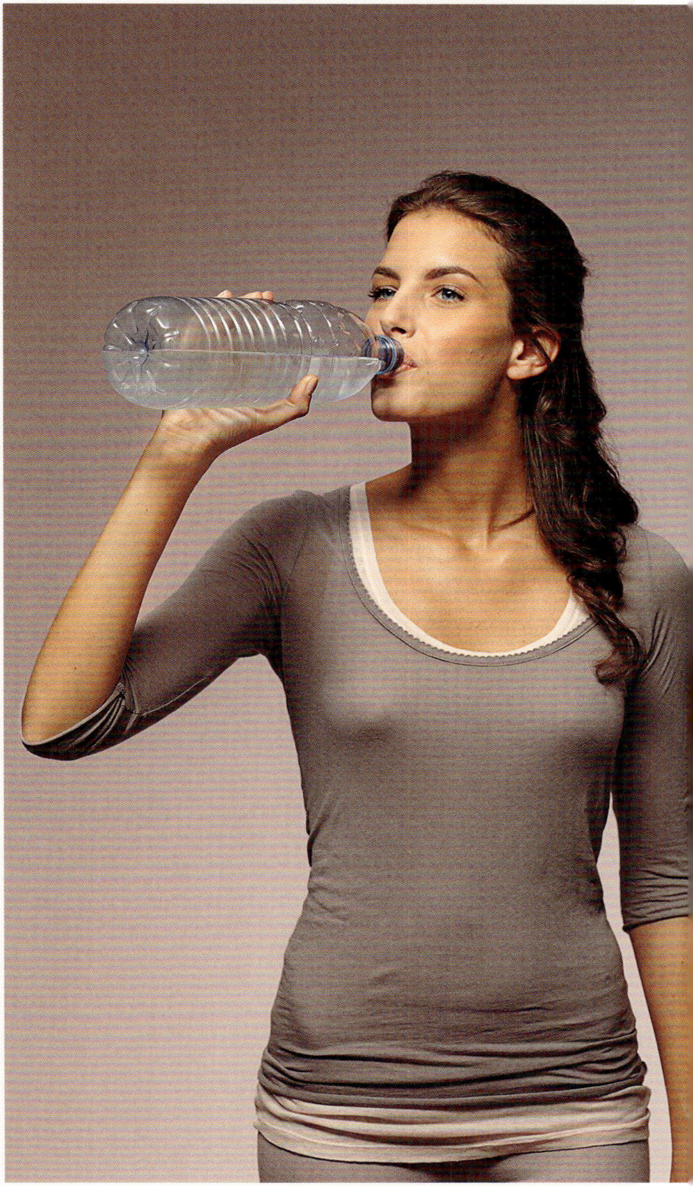

Viel trinken hilft Ihrem Körper, seine Zellen optimal zu versorgen.

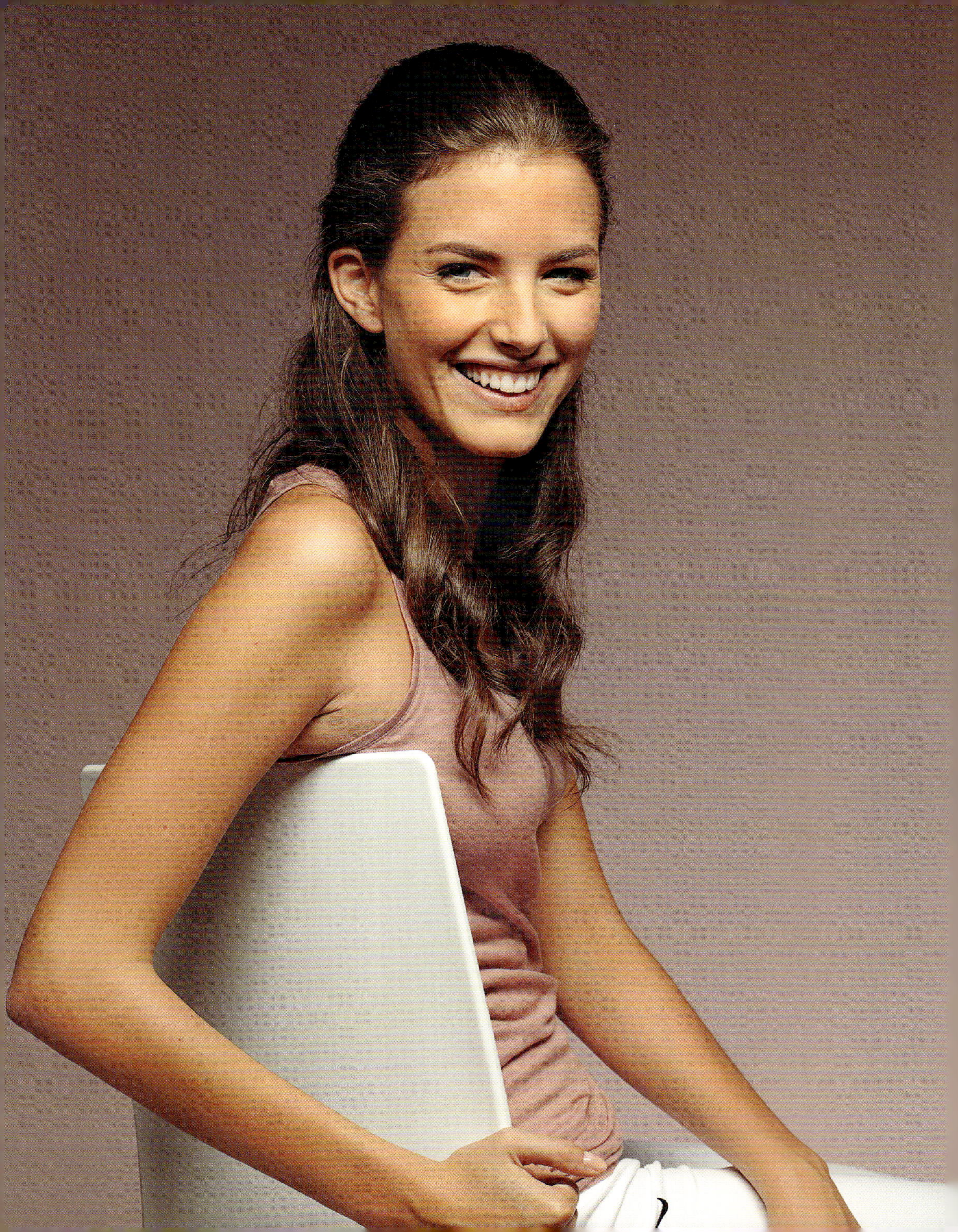

DAS AUFBAU-PROGRAMM

Wenn Sie die Grundübungen beherrschen, können Sie Ihr Übungsprogramm verkürzen und alltagstauglich machen. Übungen im Sitzen oder Stehen können Sie zu jeder Zeit an fast jedem Ort ausführen. So können Sie die Progressive Muskelrelaxation ganz spontan einsetzen, wann immer Sie sie brauchen – wenn der Magen drückt, der Kopf schmerzt oder Ihnen der Stress über den Kopf wächst.

KURZPROGRAMM FÜR FORTGESCHRITTENE

Wenn Ihnen die Basisübungen in Fleisch und Blut übergegangen sind, können Sie zum Kurzprogramm übergehen: Dabei werden verschiedene Muskelgruppen gleichzeitig trainiert. Das spart eine Menge Zeit – was aber nicht heißt, dass Sie schneller üben sollen! Behalten Sie Tempo und Ablauf bei. Den Krafteinsatz dagegen können Sie nun langsam steigern – nach Wunsch bis zur maximalen Anspannung. Es wird weiterhin im Liegen geübt.

Ballen Sie die Fäuste

WIRKUNG
• In Überlastungssituationen, zum Beispiel wenn Sie lange am PC arbeiten müssen, können Sie die Handmuskulatur schnell und effektiv entspannen.

➤ Ballen Sie beide Hände zu Fäusten.

➤ Halten Sie die Anspannung fünf bis sieben Sekunden, während Sie ruhig und gleichmäßig weiteratmen. 1

➤ Lösen Sie die Spannung abrupt.

➤ Lassen Sie die Hände locker liegen, und spüren Sie etwa eine Minute lang nach, wie alle Anspannung entweicht.

➤ Wiederholen Sie die Übung.

Spannen Sie Hände und Oberarme an ● Track 16

➤ Ballen Sie beide Hände zu Fäusten, und winkeln Sie gleichzeitig die Unterarme in mittlerer Anspannung an. 2

1
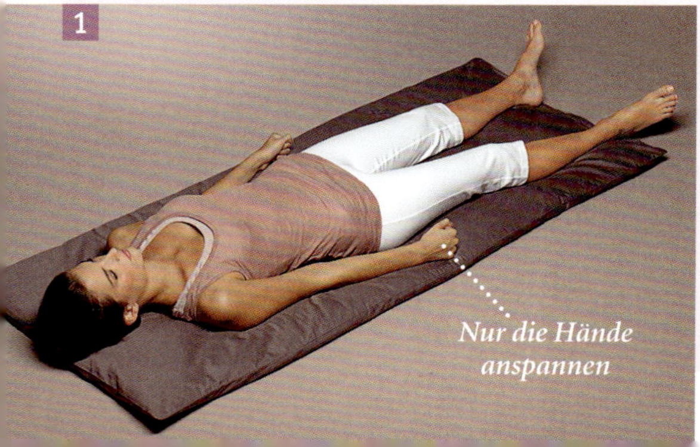

2
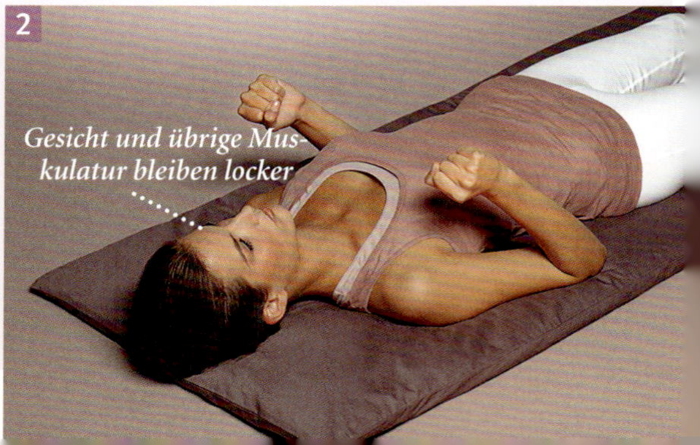

➤ Halten Sie die Anspannung fünf bis sieben Sekunden, während Sie ruhig und regelmäßig weiteratmen.

➤ Lösen Sie die Spannung abrupt.

➤ Lassen Sie die Unterarme auf die Unterlage fallen, und spüren Sie der Entspannung etwa eine Minute lang nach.

➤ Wiederholen Sie die Übung.

Entspannen Sie Gesicht und Nacken ● Track 17

WIRKUNG

• Ihre Gesichtszüge werden entspannt und gelassen, das Gesicht glatter.

➤ Ziehen Sie die Augenbrauen hoch, wobei Sie die Stirn in Falten legen. Rümpfen Sie gleichzeitig die Nase, und drücken Sie die Zunge leicht gegen den Gaumen, während Sie die Lippen etwas aufeinanderpressen. 3

➤ Lassen Sie abrupt los, und spüren Sie der Entspannung nach.

➤ Wiederholen Sie die Übung nach etwa einer Minute.

➤ Nun kommt noch der Nacken hinzu: Ziehen Sie die Augenbrauen hoch, und legen Sie die Stirn in Falten, rümpfen Sie die Nase, drücken Sie die Zunge leicht gegen den Gaumen, pressen Sie die Lippen nicht zu fest aufeinander. Bringen Sie dann zusätzlich das Kinn sanft in Richtung Brustbein, wobei sich der Kopf einige Zentimeter von der Unterlage hebt. Halten Sie die Spannung für fünf bis sieben Sekunden. 4

➤ Lassen Sie die Anspannung abrupt los.

➤ Spüren Sie dem wohligen Gefühl der Entspannung nach, das sich nach und nach immer mehr einstellt.

➤ Wiederholen Sie die Übung nach ungefähr einer Minute.

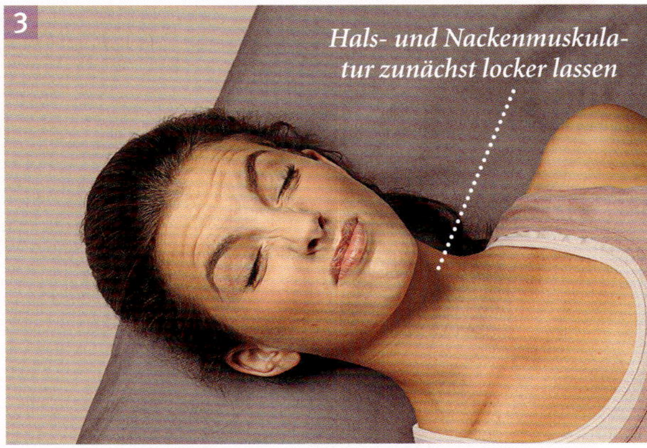

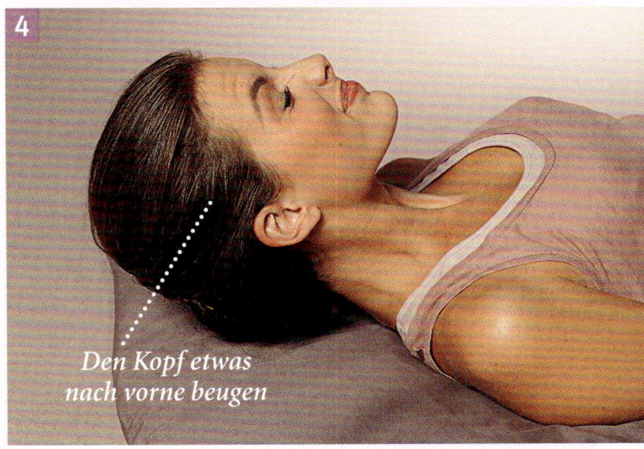

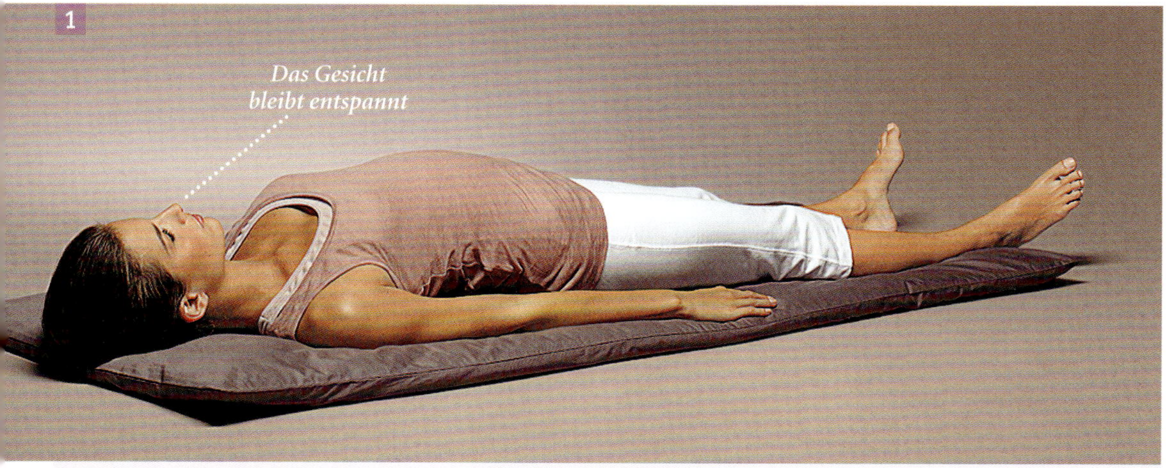

Spannen Sie Oberkörper und Gesäß an • Track 18

WIRKUNG
• Sie schaffen die muskulären Voraussetzungen für eine gesunde, aufrechte Haltung, die außerdem gut aussieht.

➤ Ziehen Sie die Schultern nach unten, schieben Sie die Schulterblätter nach innen Richtung Wirbelsäule, drücken Sie den Bauch so weit wie möglich heraus, wodurch Sie ein ganz leichtes Hohlkreuz bilden, indem Sie das Becken ein wenig nach vorn schieben. Drücken Sie die Pobacken mit mittlerer Kraft zusammen. Halten Sie die Anspannung ungefähr für fünf bis sieben Sekunden. 1

➤ Lassen Sie abrupt los, und spüren Sie der Entspannung nach.

➤ Wiederholen Sie die Übung nach etwa einer Minute.

Trainieren Sie Beine und Füße • Track 19

WIRKUNG
• Die Venenpumpe in den Beinen wird aktiviert. So beugen Sie Krampfadern vor.

➤ Drücken Sie beide Fersen mit mittlerer Kraft in den Boden, und ziehen Sie die Zehen Richtung Schienbein. Halten Sie die Spannung für fünf bis sieben Sekunden. 2

➤ Lassen Sie abrupt los, und spüren Sie der Entspannung nach.

➤ Wiederholen Sie die Übung nach etwa einer Minute.

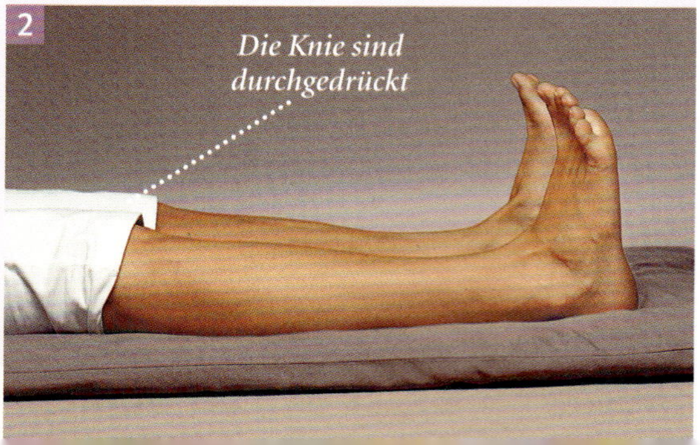

MUSKELENTSPANNUNG IM SITZEN

Gerade für eine Entspannung zwischendurch im Berufsalltag, aber auch während der Hausarbeit oder unterwegs – im Bus, Zug oder Flugzeug –, sind die Übungen im Sitzen bestens geeignet. Wenn Sie das Basisprogramm beherrschen, sind sie eine perfekte Ergänzung.

Für das optimale Üben im Sitzen nehmen Sie am besten einen gepolsterten Stuhl mit Rückenlehne, aber ohne Seitenlehnen. Seitenlehnen würden Sie dazu verleiten, die Unterarme aufzustützen, wodurch die Schultern hochgedrückt würden – Sie befänden sich dann nicht mehr in einer natürlichen, ergonomischen Haltung. Den Oberkörper sollten Sie entspannt anlehnen können.

➤ Sitzen Sie aufrecht mit möglichst gerader, bewusst aufrechter Wirbelsäule.

➤ Lassen Sie die Arme seitlich locker am Körper herunterhängen.

➤ Beide Hände liegen entspannt auf den Oberschenkeln.

➤ Die Füße stehen etwa hüftbreit mit der ganzen Sohle auf dem Boden.

➤ Ziehen Sie – falls möglich – beengendes Schuhwerk aus.

➤ Auch eine Brille sollten Sie ablegen.

Im Sitzen wird in der umgekehrten Reihenfolge des Grundprogramms geübt. Denn durch langes Sitzen, beispielsweise bei der Schreibtischarbeit, sind die Beine oft stundenlang angewinkelt, und so fließt das Blut nur vermindert aus den Beinen wieder zum Herzen. Sie beginnen daher mit Beinen und Füßen, dann kommen Bauch, Gesäß, Rücken, Schultern, Hals, Nacken und Gesicht an die Reihe, und zum Schluss werden Hände und Arme entspannt. Neue Varianten im Sitzen ergänzen die bereits bekannten Übungen.

DARAUF SOLLTEN SIE BEI DEN SITZÜBUNGEN ACHTEN

Sofern nicht anders angegeben, halten Sie bei den Übungen im Sitzen den Oberkörper konstant aufrecht. Die Oberschenkel haben Kontakt mit der gesamten Sitzfläche des Stuhls. Wie viel Kraft Sie dabei aufwenden möchten, bestimmen Sie selbst.

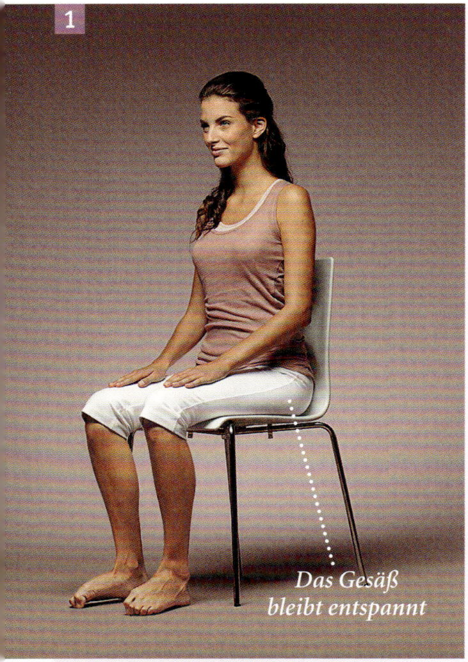
1
Das Gesäß
bleibt entspannt

Zehengreifen

WIRKUNG

• Da wir unsere Füße allzu häufig in festes, enges Schuhwerk stecken, bewegen wir sie relativ wenig. Das gilt besonders auch für die Zehen. Diese beiden Übungen erhalten die Beweglichkeit der Zehen beziehungsweise geben sie Ihnen bald wieder zurück.

➤ Stellen Sie sich vor, Sie würden mit den Zehen einen Bleistift greifen, und machen Sie mit beiden Füßen die entsprechende Bewegung. 1

➤ Halten Sie die Spannung fünf bis sieben Sekunden.

➤ Lösen Sie die Spannung abrupt.

➤ Spüren Sie dem Unterschied zwischen An- und Entspannung in den Zehen nach. Lassen Sie nach und nach alle Anspannung entweichen, bis alles ganz entspannt und gelöst ist. Nehmen Sie sich dafür etwa eine Minute Zeit, spüren Sie bewusst in sich hinein.

➤ Wiederholen Sie die Übung.

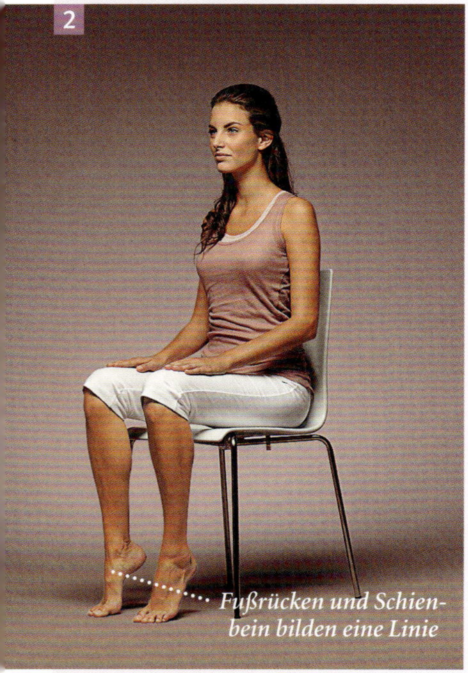
2
Fußrücken und Schienbein bilden eine Linie

Zehendrücken

➤ Drücken Sie die Zehen fest auf den Boden. 2 Der Oberkörper bleibt dabei ganz gerade, aber entspannt.

➤ Halten Sie die Spannung fünf bis sieben Sekunden.

➤ Lassen Sie abrupt los.

➤ Spüren Sie dem Unterschied zwischen An- und Entspannung nach. Lassen Sie nach und nach alle Anspannung entweichen, bis alles ganz entspannt und gelöst ist. Nehmen Sie sich dafür etwa eine Minute Zeit.

➤ Wiederholen Sie die Übung.

Entlasten Sie die Beine

WIRKUNG

• Sie beugen mit dieser Übung Muskelverkürzungen, Muskelkater und -krämpfen vor.

➤ Drücken Sie beide Fersen mit mittlerer Kraft in den Boden, ziehen Sie die Zehen Richtung Schienbein. 3

➤ Halten Sie die Spannung fünf bis sieben Sekunden lang.

➤ Lösen Sie sie abrupt.

➤ Konzentrieren Sie sich auf die Entspannung und spüren Sie etwa eine Minute nach.

➤ Konzentrieren Sie sich auf die wohltuende und spürbare Gelöstheit der Unterschenkelmuskulatur.

➤ Wiederholen Sie die Übung.

Beine in die Waagerechte

WIRKUNG

• Nicht nur die rückwärtigen Bein- sowie die vorderen Oberschenkelmuskeln werden gekräftigt und gestärkt, sondern auch Bauch- und Beckenmuskulatur.

➤ Bringen Sie beide Beine nebeneinander, sodass sie sich locker berühren. Heben Sie nun beide Unterschenkel gleichzeitig an, und versuchen Sie, die Beine in die Waagerechte zu bringen. 4

➤ Halten Sie die Spannung fünf bis sieben Sekunden.

➤ Lassen Sie abrupt los.

➤ Spüren Sie der Entspannung ungefähr eine Minute lang nach.

➤ Wiederholen Sie die Übung.

FREIHEIT FÜR DIE FÜSSE

Vor allem die erste, aber auch die anderen Übungen auf dieser Doppelseite können Sie nur dann sinnvoll durchführen, wenn Sie genügend Platz in den Schuhen haben. Noch besser wäre es, Sie könnten sie ausziehen. Machen Sie insgesamt keine Ausgleichsbewegungen mit dem Oberkörper.

3

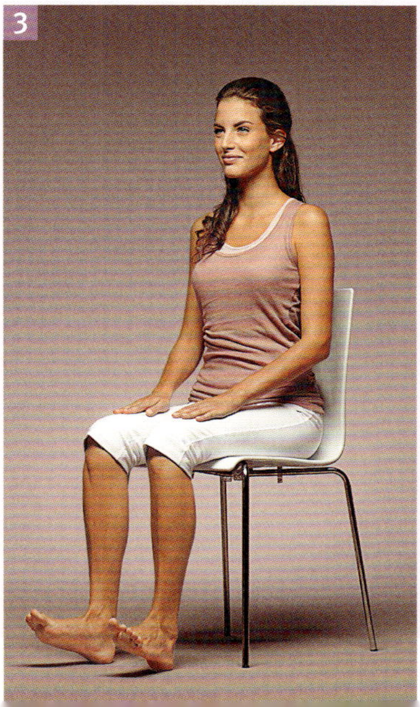

4

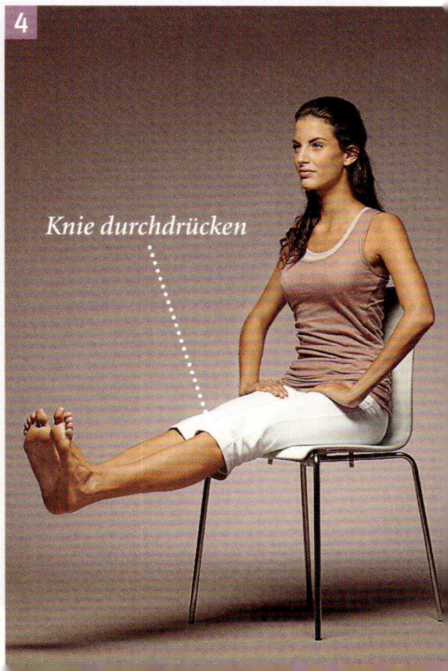

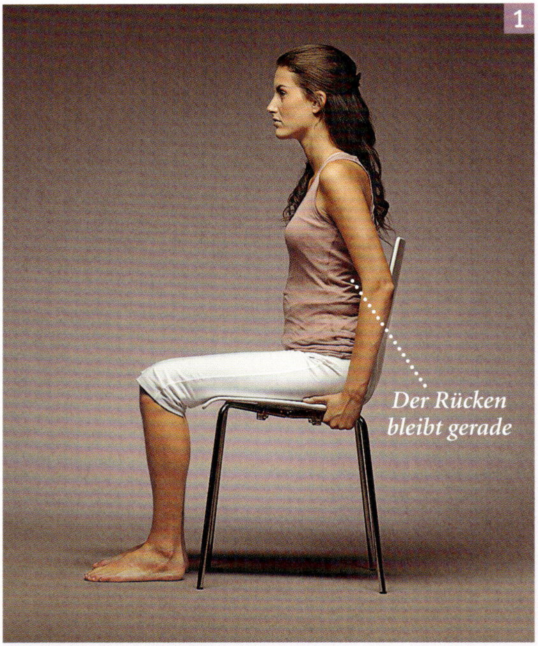

Lassen Sie das Sonnengeflecht erstrahlen

WIRKUNG

• Mancher Frust oder Ärger, der Ihnen auf den Magen schlägt, kann besser »verdaut«, Spannungen können zumindest auf körperlicher Ebene abgebaut werden.

➤ Versuchen Sie, den Bauch so weit wie möglich nach vorne herauszudrücken. Er soll ganz rund werden. 1

➤ Halten Sie die Spannung fünf bis sieben Sekunden. Lassen Sie abrupt los.

➤ Spüren Sie dem angenehmen Gefühl, das sich über Bauch und Brust ausbreitet, etwa eine Minute lang nach.

➤ Wiederholen Sie die Übung.

BITTE GERADE SITZEN

Im Sitzen wird der Bauchraum zusammengedrückt, was Ihnen das Anspannen der Muskeln etwas schwerer machen kann als im Liegen. Behalten Sie deshalb möglichst konstant die aufrechte Sitzposition bei.

Stärken Sie die Kraft der Basis

WIRKUNG

• Die angesprochene Muskulatur kontrolliert unter anderem die Schließmuskeln von Darm und Blase. Diese reagieren bei großer Angst und auch, wenn wir uns wohlfühlen. Entspannen wir sie, können wir daher alte Ängste loslassen und damit grundlegend etwas für unser Wohlbefinden tun.

➤ Spannen Sie die Muskeln an, indem Sie das Gesäß mit mittlerer Kraft zusammendrücken. 2

➤ Halten Sie die Spannung fünf bis sieben Sekunden. Lassen Sie abrupt los.

➤ Spüren Sie dem Gefühl der Entspannung eine Minute nach.

➤ Wiederholen Sie die Übung.

GEGEN DAS EIGENE GEWICHT

Da im Sitzen der Oberkörper auf der Gesäßmuskulatur lastet, müssen Sie hier mehr Kraft aufwenden als im Liegen. Lassen Sie trotzdem alle übrigen Muskeln unbedingt entspannt!

Katzenbuckel

WIRKUNG
• Die Rückenmuskulatur wird wohltuend entspannt. • Auch innere Anspannung kann sich dabei lösen.

➤ Sitzen Sie auf dem ersten Drittel der Sitzfläche. Halten Sie den Oberkörper entspannt aber konsequent aufrecht, auch wenn Sie sich nun nicht mehr anlehnen können.

➤ Beugen Sie den Oberkörper nach vorne, und legen Sie die Arme leicht auf den Oberschenkeln ab. Schieben Sie das Becken nach vorn, während Sie die Schultern sanft in Richtung Sitzfläche drücken. Machen Sie einen möglichst runden Rücken. 3

➤ Halten Sie die Spannung für etwa fünf bis sieben Sekunden.

➤ Lösen Sie sie abrupt, und richten Sie sich langsam wieder in die gerade Sitzhaltung auf.

➤ Genießen Sie das wohlige Gefühl der Entspannung im Rücken.

➤ Wiederholen Sie die Übung nach etwa einer Minute Pause.

SEIEN SIE SANFT ZU SICH

Richten Sie sich nach dem »Buckeln« mit einer bewusst sanften Bewegung wieder auf. Am besten rollen Sie den Rücken langsam Wirbel für Wirbel wieder hoch bis zur Senkrechten.

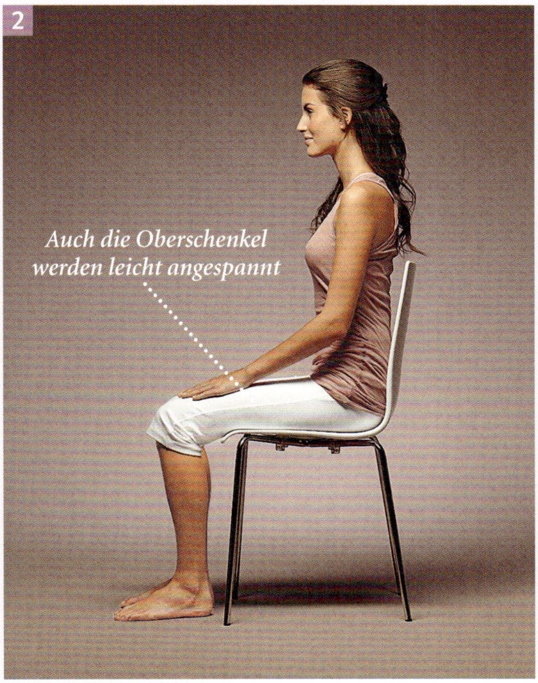

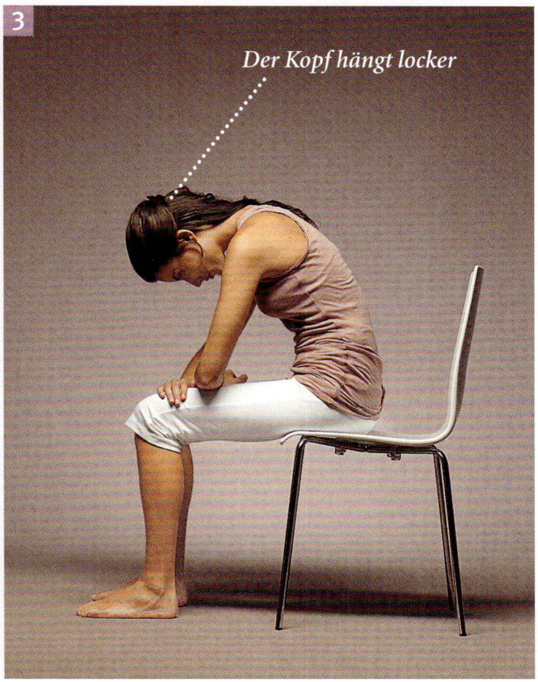

Lassen Sie ruhig mal die Schultern hängen

WIRKUNG

• Verspannungen im Nackenbereich, bedingt durch negative Gefühle oder Überanstrengung, können sich lösen. Das gilt auch für die anderen Schulterübungen.

➤ Ziehen Sie die Schultern nach unten Richtung Gesäß. Schieben Sie beide Schulterblätter nach innen Richtung Wirbelsäule. 1

➤ Halten Sie die Spannung fünf bis sieben Sekunden lang.

➤ Lassen Sie die Anspannung abrupt los.

➤ Spüren Sie etwa eine Minute nach, wie Hals- und Brustwirbelsäule sich entspannen.

➤ Wiederholen Sie die Übung.

Schultern nach vorn ziehen

➤ Ziehen Sie die Schultern vor die Brust. 2

➤ Halten Sie die Spannung fünf bis sieben Sekunden lang.

➤ Lösen Sie die Anspannung abrupt.

➤ Genießen Sie eine Minute lang die einkehrende Entspannung.

➤ Wiederholen Sie die Übung.

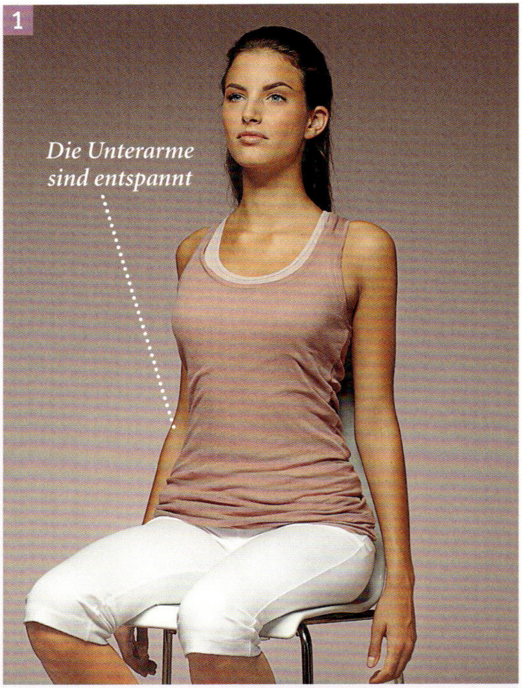

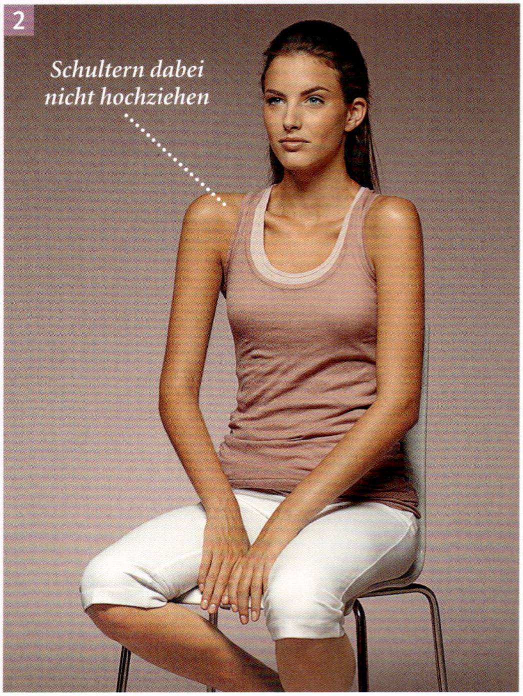

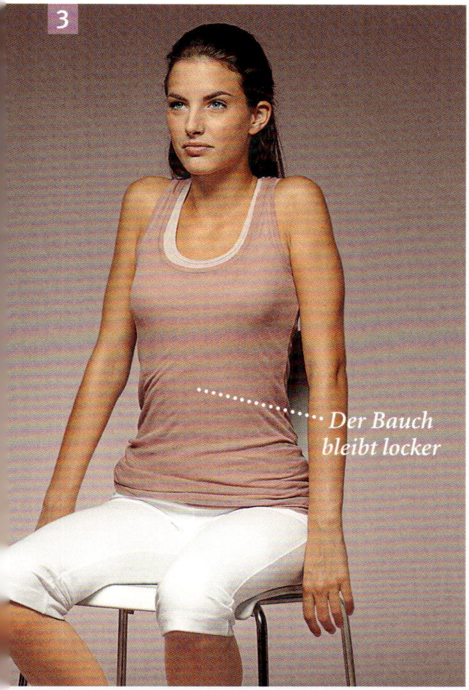
3
Der Bauch
bleibt locker

Schultern hoch ziehen

➤ Ziehen Sie die Schultern hoch zu den Ohren. 3

➤ Halten Sie die Spannung fünf bis sieben Sekunden. Lösen Sie sie abrupt.

➤ Spüren Sie der Entspannung etwa eine Minute nach.

➤ Wiederholen Sie die Übung.

NUR DIE SCHULTERN, NICHT MEHR

Versuchen Sie, bei allen drei Übungen ausschließlich die Schultermuskulatur arbeiten zu lassen.

Dehnen Sie den Hals

WIRKUNG
• Die seitliche Halsmuskulatur wird entkrampft und gelockert, besser durchblutet und damit auch gestärkt. • Kopfschmerzen, deren Ursache eine Fehlhaltung der Halswirbelsäule ist, können verschwinden oder ganz verhindert werden.

➤ Führen Sie Ihr rechtes Ohr langsam – so weit Sie können – zur rechten Schulter. Gleichzeitig beugen Sie die Handfläche des linken Arms möglichst im rechten Winkel zum Unterarm und drücken den Arm Richtung Boden. 4

➤ Halten Sie die Spannung fünf bis sieben Sekunden. Lösen Sie sie abrupt. Lassen Sie den Arm locker hängen; lösen Sie die Halsmuskeln vorsichtig, und führen Sie den Kopf in die gerade Haltung zurück.

➤ Spüren Sie der wohltuenden Entspannung etwa eine Minute nach.

➤ Wiederholen Sie die Übung, dann zweimal zur anderen Seite ausführen.

BLUT FÜRS GEHIRN

Bitte bewegen Sie ausschließlich den Kopf. Alle anderen Körperteile, vor allem die Schultern, bleiben ganz ruhig und stabil bei dieser Dehnübung.

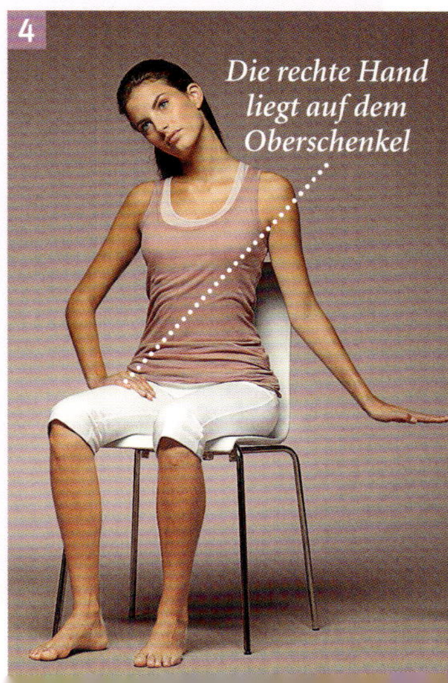
4
Die rechte Hand
liegt auf dem
Oberschenkel

Lockern Sie das Gesicht

WIRKUNG
• Diese Gesichtsentspannung wirkt erholsam und entkrampfend – einfach wohltuend.

➤ Drücken Sie die Zunge gegen den Gaumen, ziehen Sie die Augenbrauen hoch, um die Stirn in Falten zu legen, rümpfen Sie die Nase, und pressen Sie die Lippen nicht allzu fest aufeinander. 1

➤ Halten Sie die Anspannung fünf bis sieben Sekunden.

➤ Atmen Sie ruhig, entspannt und gleichmäßig weiter.

➤ Lassen Sie die Anspannung abrupt wieder los.

➤ Lassen Sie nach und nach alle Anspannung entweichen, mehr und mehr, bis alles ganz locker, entspannt und gelöst ist.

➤ Spüren Sie dem Unterschied zwischen An- und Entspannung in der gesamten Gesichtsmuskulatur etwa eine Minute lang nach.

➤ Wiederholen Sie die Übung noch einmal.

1

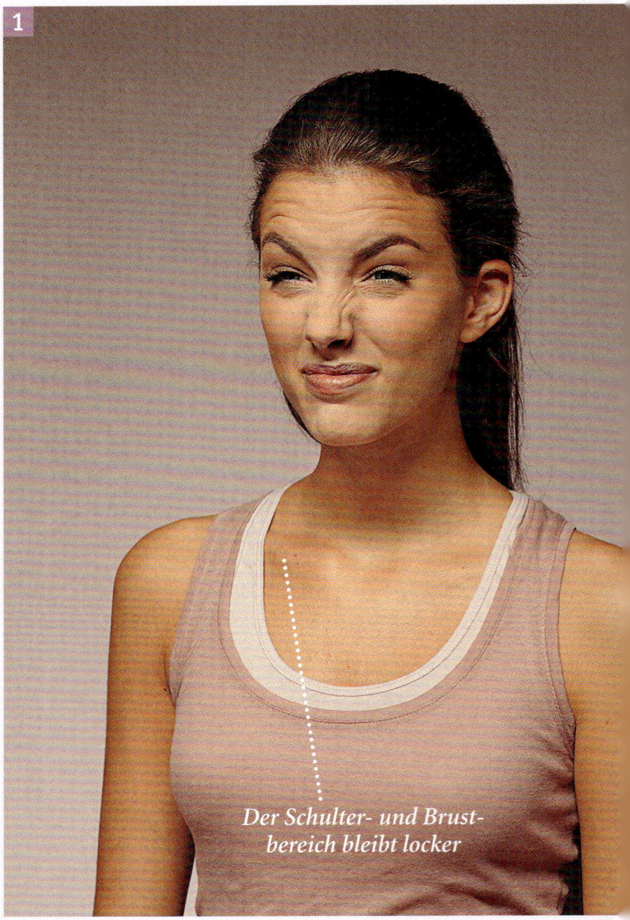

Der Schulter- und Brustbereich bleibt locker

IM MITTELPUNKT DAS GESICHT

Lassen Sie beide Arme ruhig und entspannt neben dem Körper hängen, und lenken Sie Ihre Aufmerksamkeit ausschließlich auf das Gesicht. Bei dieser Übung müssen Sie durch die Nase ein- und ausatmen, auch wenn es etwas schwerer fallen sollte. Achten Sie darauf, auf keinen Fall die Zähne zusammenzubeißen.

Spannen Sie Hände und Oberarme an

WIRKUNG
• Verkrampfungen in Händen und Armen werden gelöst. Die Durchblutung dort verbessert sich.
• Negative Gefühle wie Wut oder Stress können bewusst gefühlt und losgelassen werden.

➤ Ballen Sie die Hände zu Fäusten, und winkeln Sie die Unterarme an, indem Sie Ihre Oberarmmuskulatur mit mittlerer Kraft anspannen. Die Fäuste befinden sich etwa in Schulterhöhe. 2

➤ Halten Sie die Spannung ungefähr fünf bis sieben Sekunden.

➤ Lassen Sie abrupt los. Alles wird nach und nach ganz gelöst.

➤ Spüren Sie der Entspannung etwa eine Minute lang nach.

➤ Wiederholen Sie die Übung noch einmal.

NICHT VERSPANNEN

Halten Sie den Oberkörper während der gesamten Übung ganz gerade, aber möglichst entspannt. Lassen Sie die Arme in der Entspannungsphase locker neben dem Körper hängen.

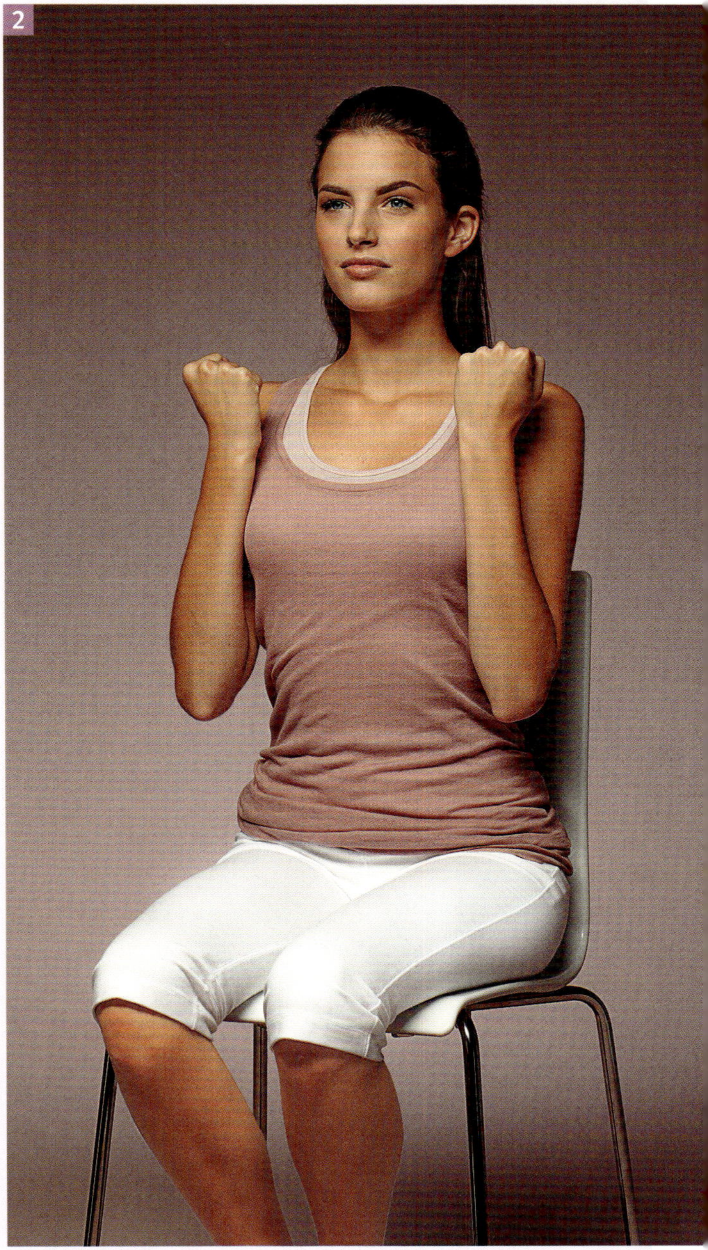

ATEMÜBUNGEN

Die folgenden Übungen stammen aus dem Taiji Qigong, einer Verbindung aus den östlichen Gesundheitssystemen Taijiquan und Qigong. Sie helfen Ihnen, die Atmung zu vertiefen, und sind dafür bekannt, dass sie sich dauerhaft positiv auf die Gesundheit auswirken. Sie können sie vorbereitend oder ergänzend zur Progressiven Muskelentspannung praktizieren.

Wie ein Vogel über den Wolken fliegen

WIRKUNG

• Der Brustumfang wird erweitert. So kann der Atem leichter und kraftvoller fließen. • Die Gefäße werden erweitert, die Durchblutung wird verbessert, und es werden vermehrt rote und weiße Blutkörperchen gebildet. Das stärkt das Immunsystem.

➤ Stehen Sie locker und schulterbreit.

➤ Heben Sie die Arme mit den Handflächen nach unten bis parallel zum Boden. 1

➤ Drehen Sie die Handflächen zueinander.

➤ Dann öffnen Sie die Arme zur Seite bis zum rechten Winkel mit dem Körper, dehnen damit den Brustumfang aus und atmen während dieser gesamten Bewegungsphase ein. 2

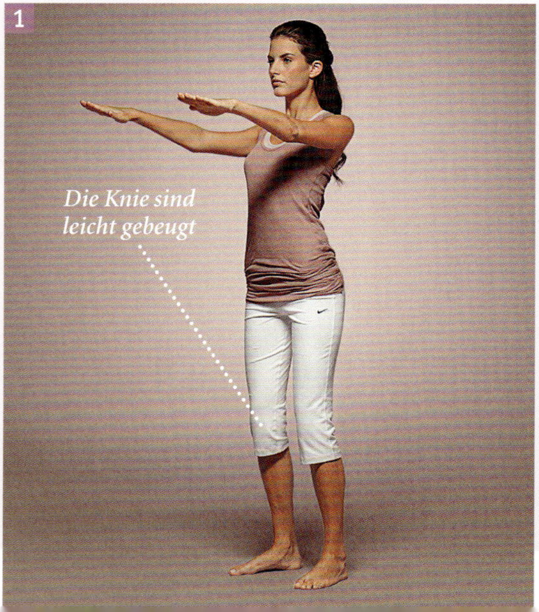
1
Die Knie sind leicht gebeugt

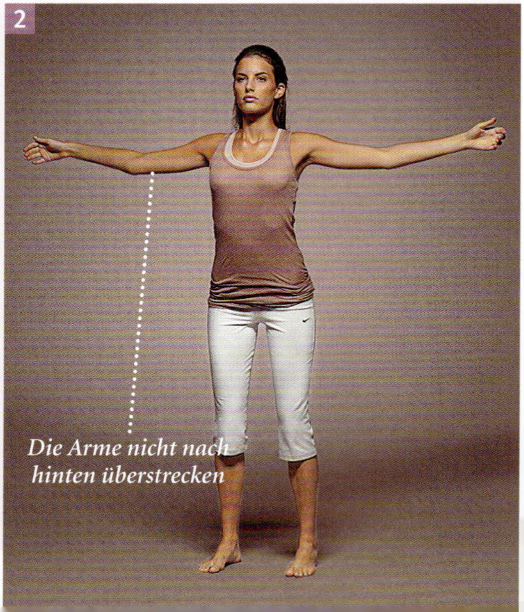
2
Die Arme nicht nach hinten überstrecken

➤ In umgekehrter Reihenfolge bewegen Sie die Arme nach vorn in Brusthöhe, drehen die Handflächen wieder zum Boden, führen die Arme mit leichtem Druck nach unten, bewegen die Knie leicht mit nach unten und atmen aus.

➤ Wiederholen Sie diese Flieger-Übung noch fünfmal.

LEICHTIGKEIT IST TRUMPF

Beugen und strecken Sie die Knie synchron zur Armbewegung; führen Sie die Arme nur mit leichtem Druck nach unten. Beobachten Sie, wie Ihre Atmung immer mehr und mehr Raum bekommt.

Wasser schöpfen und den Himmel sehen

WIRKUNG
• Der gesamte Atmungsapparat wird gekräftigt. • Indem Sie sich erst vorbeugen und dann in der Gegenbewegung leicht in die Rücklage gehen, trainieren Sie Bauch-, Rücken- und Beckenmuskeln.

➤ Stehen Sie entspannt und schulterbreit (siehe Seite 26).

➤ Stellen Sie den rechten Fuß einen halben Schritt nach vorn.

➤ Beugen Sie Knie und Oberkörper nach vorn, und führen Sie die Arme so weit wie möglich zum rechten Fuß. Formen Sie mit den Händen vor dem rechten Unterschenkel ein Gefäß, als ob Sie Wasser schöpfen wollten. Dabei kreuzen Sie die Hände, wobei die rechte unter der linken liegt. 3

➤ Atmen Sie ein, führen Sie »das Gefäß« nach oben, und neigen Sie Kopf und Oberkörper leicht nach hinten, als wollten Sie Wasser aus dem Gefäß über Ihren Kopf schütten. 4

➤ Atmen Sie aus, drehen Sie die Handflächen nach außen, breiten Sie die Arme zur Seite aus und führen Sie sie an den Körperseiten entlang wieder nach unten, um erneut »Wasser zu schöpfen«.

➤ Führen Sie auch diese Wasser-Schöpf-Übung insgesamt sechsmal aus.

GESCHMEIDIG WIE EINE KATZE

Führen Sie die Bewegungen ganz geschmeidig aus, die einzelnen Übungsschritte gehen nahtlos ineinander über.

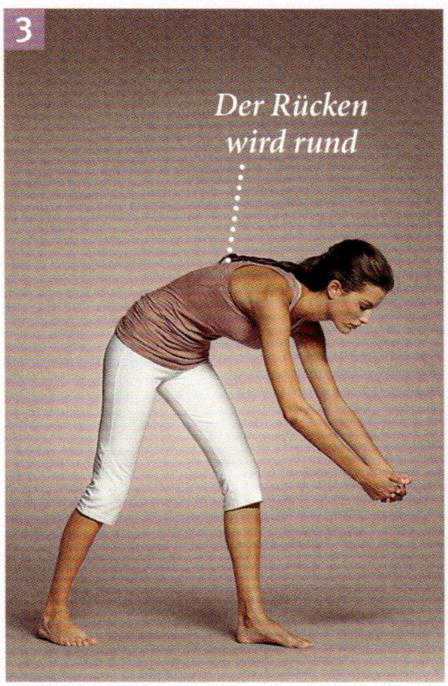

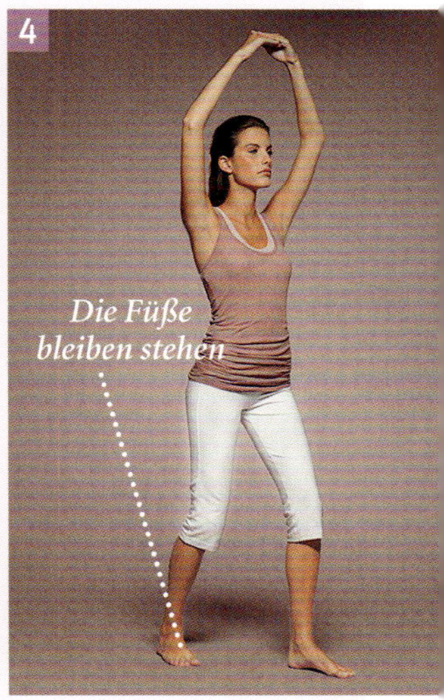

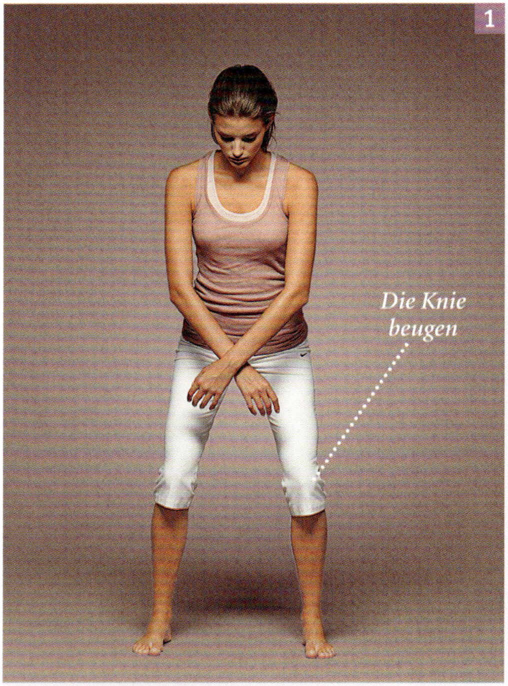
1
Die Knie beugen

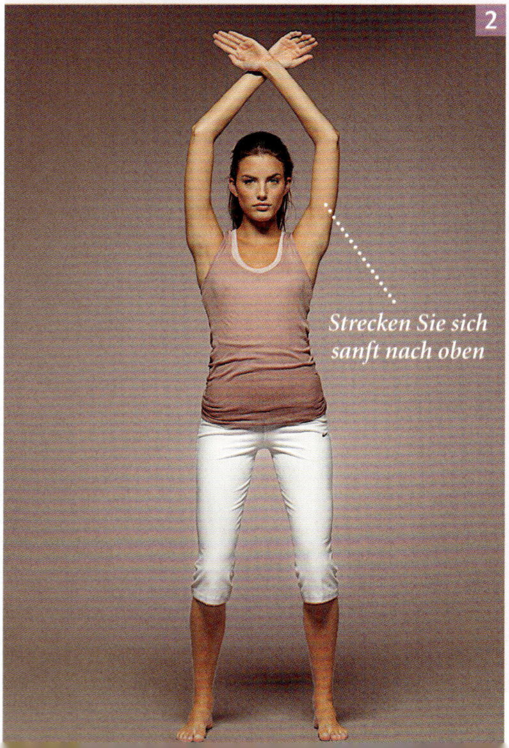
2
Strecken Sie sich sanft nach oben

Mit den Armen die Wolken teilen

WIRKUNG

• Wie alle Atemübungen vertreibt auch diese stress- oder sorgenvolle Gedanken. • Die Atmung wird harmonisiert und vertieft, und die Durchblutung wird angeregt.

➤ Verteilen Sie das Körpergewicht gleichmäßig auf beide Beine.

➤ Gehen Sie nun in die Knie, wobei Rücken und Kopf gerade aufgerichtet bleiben 1, und überkreuzen Sie die Hände etwa in Kniehöhe, ohne dass sie sich berühren.

➤ Während Sie einatmen, bewegen Sie nun die Arme aus dieser Stellung vor dem Körper nach oben bis über den Kopf und strecken gleichzeitig die Beine. 2

➤ Atmen Sie aus, drehen Sie die Handflächen nach außen und führen Sie die Arme an den Körperseiten wieder nach unten, wobei Sie einen Halbkreis beschreiben. Beugen Sie dabei die Knie, und führen Sie die Arme erneut etwa in Kniehöhe zusammen, bis sich die Hände kreuzen.

➤ Wiederholen Sie diese Übung sechsmal.

WERDEN SIE GROSS

Während Sie die Arme heben, sollten Sie auch den Hals strecken und die Brust beim Einatmen leicht nach vorn drücken.

Einen Regenbogen malen

WIRKUNG

• Die über dem Kopf schwebende Hand soll einen Akupunktur- beziehungsweise Massagepunkt auf dem Kopf beeinflussen, womit unter anderem Kopfschmerzen zurückgedrängt werden können.

➤ Stehen Sie locker gerade, die Knie nicht ganz durchgedrückt.

➤ Heben Sie die Arme gestreckt seitlich bis in Schulterhöhe, die Handrücken zeigen zum Boden. 3

➤ Während Sie einatmen, verlagern Sie das Körpergewicht leicht auf das rechte Bein, wobei Sie das Knie leicht beugen. Die Füße bleiben flach auf dem Boden. Der linke Arm bleibt zur Seite ausgestreckt, während Sie den rechten in einem Halbkreis über den Kopf heben, bis die Handfläche in geringem Abstand über der Kopfmitte »schwebt«. Gleichzeitig bewegt sich die Hüfte leicht mit nach rechts, während Sie den Blick in die offene linke Handfläche lenken. 4

➤ Während Sie ausatmen, bringen Sie den rechten Arm in einem geschmeidigen Bogen zurück in die Waagerechte, drehen den Kopf nach vorn und verlagern das Gewicht wieder gleichmäßig auf beide Beine.

➤ Führen Sie die Bewegung analog zur linken Seite aus. 5

➤ Wiederholen Sie diese Übung insgesamt sechsmal.

BITTE KEINE DREHUNG IM RÜCKEN

Die Wirbelsäule sollte während der gesamten Bewegung möglichst konstant gerade bleiben, auch dann, wenn Sie das Gewicht leicht auf ein Bein verlagern.

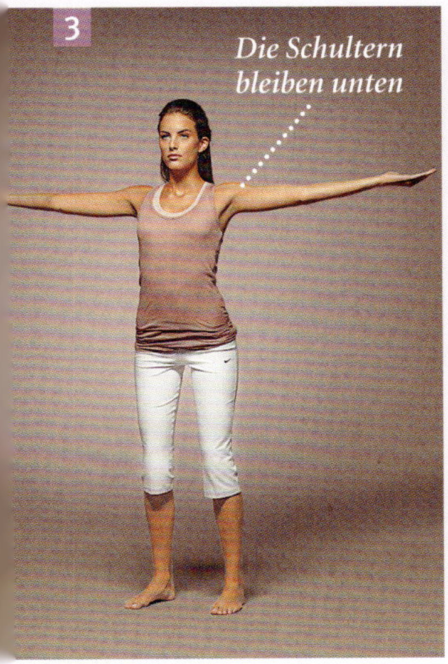
3
Die Schultern bleiben unten

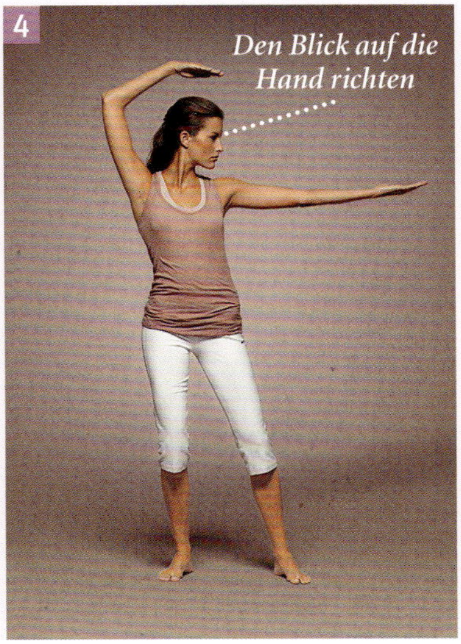
4
Den Blick auf die Hand richten

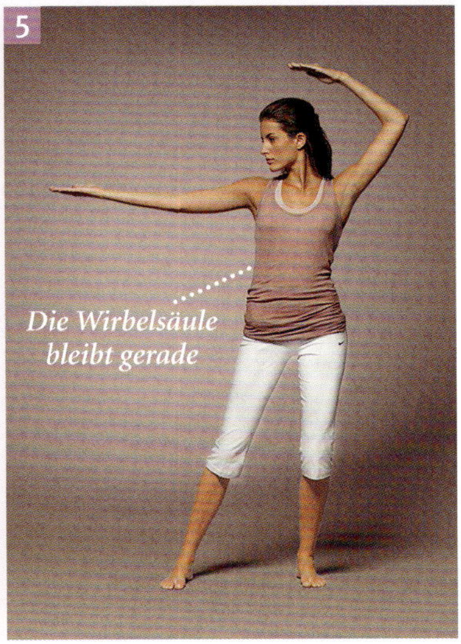
5
Die Wirbelsäule bleibt gerade

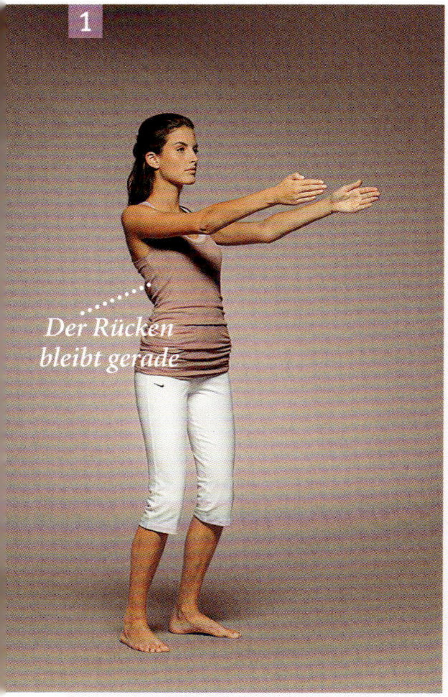
1
Der Rücken bleibt gerade

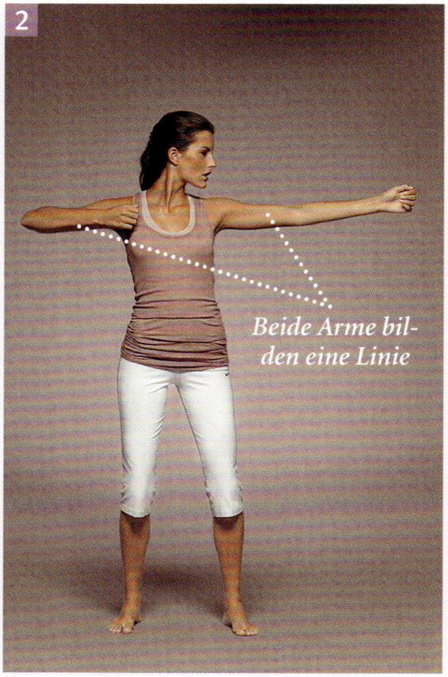
2
Beide Arme bilden eine Linie

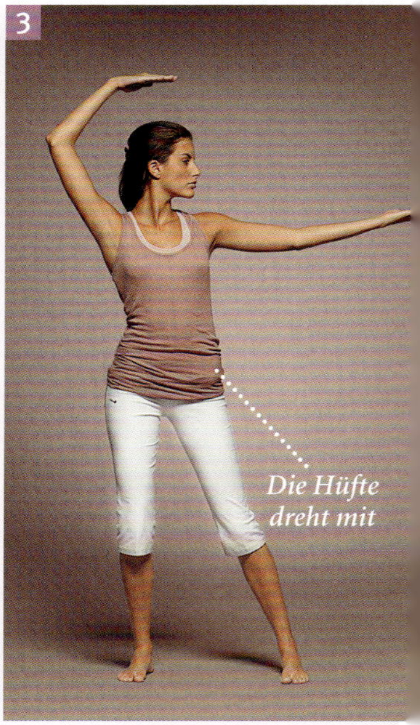
3
Die Hüfte dreht mit

Zur Jagd mit Pfeil und Bogen

WIRKUNG

• Durch die spezielle Bewegung im Schultergürtelbereich können sich Nacken- und Schulterverspannungen lösen.

➤ Nehmen Sie die aufrechte Standposition ein wie auf Seite 26 beschrieben, und beugen Sie leicht die Knie.

➤ Strecken Sie beide Arme gerade nach vorn aus. Drehen Sie die Handflächen zueinander. 1

➤ Während Sie einatmen, ziehen Sie nun den rechten Ellenbogen nach hinten, als ob Sie einen Bogen spannen wollten. Der Oberkörper dreht sich dabei leicht mit. Der linke Arm bildet mit dem rechten eine versetzte Parallele. 2

➤ Bringen Sie dann, während Sie ausatmen, beide Arme wieder parallel nebeneinander vor den Körper, wobei die rechte Hand einen kleinen Bogen beschreibt. 3 Nehmen Sie dann in fließendem Wechsel den linken Ellenbogen nach hinten, um den Bogen zur anderen Seite zu spannen.

➤ Der Atem fließt rhythmisch: ein, wenn Sie den Bogen spannen – aus, wenn Sie die Arme wieder vor den Körper bringen.

➤ Wiederholen Sie diese Übung sechsmal.

BLEIBEN SIE LOCKER

Verspannen Sie sich bei dieser Bewegung nicht, sondern halten Sie den Bogen ganz locker. Ihre Blicke folgen jeweils der bewegten Hand. Die Hüfte macht die leichten Drehbewegungen geschmeidig mit.

Drehen Sie sich zum Mond

WIRKUNG
• Diese Übung befreit Körper und Geist von Spannungen und fördert die innere Harmonie und Balance.

➤ Nehmen Sie wieder Ihre hüftbreite Standposition ein. 4

➤ Während Sie einatmen, schwingen Sie beide Arme parallel und langsam nach oben links, der Oberkörper dreht mit. Auch der Kopf bewegt sich mit nach links. Dabei schauen Sie nach oben, als ob Sie am Himmel den Mond erblickten. 5

➤ Atmen Sie aus, während Sie die Arme sinken lassen.

➤ Atmen Sie ein, und führen Sie nun die Arme nach rechts oben. Der Oberkörper dreht wieder mit, der Blick geht zu einem imaginären »Mond«.

➤ Führen Sie die Arme mit dem Ausatmen wieder nach unten vor den Körper.

➤ Wiederholen Sie diese Übung sechsmal.

MIT SCHWUNG GEGEN VERSPANNUNGEN

Alle Bewegungen müssen gleichzeitig mit geschmeidigem Schwung ausgeführt werden. Während Sie den »Mond ansehen«, sollten Sie Hände, Taille und Kopf so weit wie möglich nach hinten bewegen.

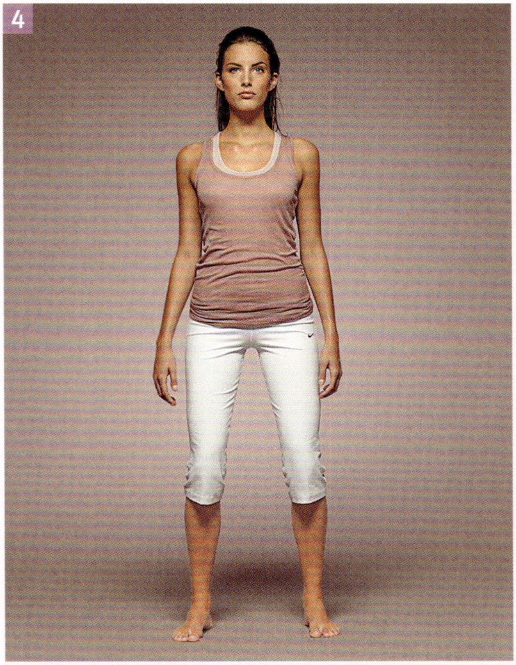

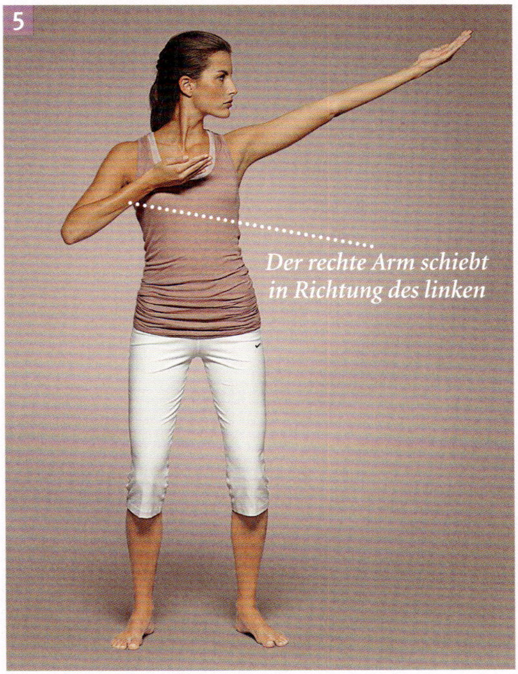

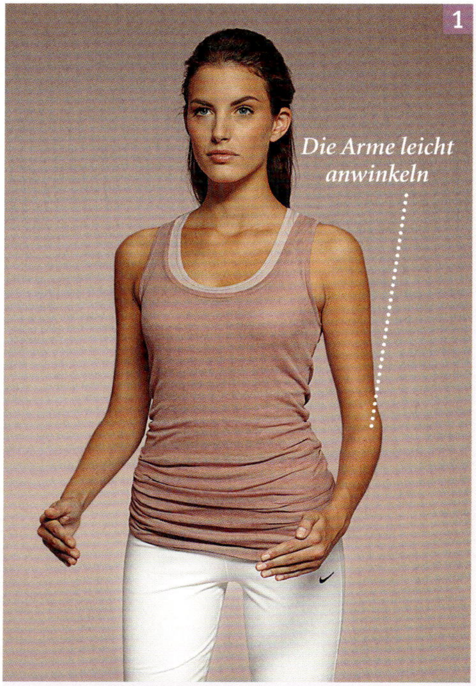

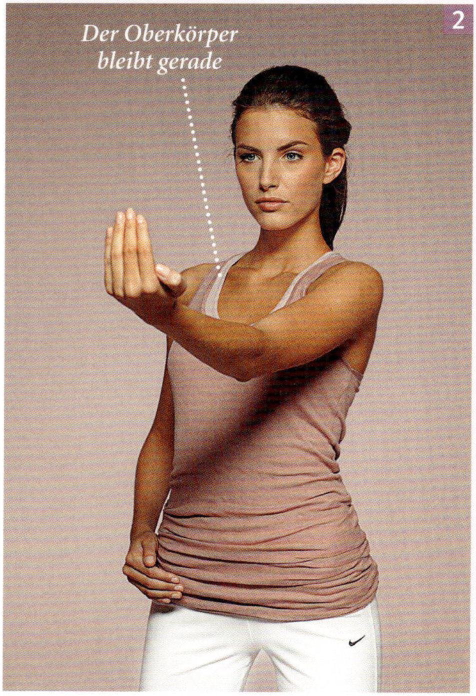

Führen Sie einen Ball auf der Hand

WIRKUNG

• Bauch- und Zwerchfell werden massiert. Die rhythmischen Bewegungen des Zwerchfells wiederum wirken anregend auf den Magen-Darm-Trakt und fördern die Verdauung.

➤ Sie stehen im hüftbreiten Stand, die Ellenbogen locker in der Taille, die Unterarme und Finger angewinkelt, wie auf Bild 1.

➤ Während Sie einatmen, lösen Sie nun die linke Handfläche, drehen sie nach oben und führen sie schräg vor dem Körper nach rechts oben etwa in Augenhöhe. Halten Sie die Hand, als ob ein kleiner Ball darin läge. 2 Verlagern Sie jetzt gleichzeitig das Gewicht etwas auf das rechte Bein, und heben Sie die linke Ferse leicht ein kleines Stück vom Boden, aber ohne den Körper zu drehen.

➤ Atmen Sie aus, führen Sie den Arm in die Startposition zurück.

➤ Und nun zur anderen Seite: Bringen Sie, während Sie einatmen, die rechte Hand nach links oben, wobei Sie das Gewicht auf das linke Bein verlagern. Heben Sie dabei die rechte Ferse leicht an.

➤ Atmen Sie aus, und bringen Sie den rechten Arm wieder in die Ausgangsposition zurück.

➤ Wiederholen Sie auch diese Übung sechsmal.

DIE RICHTIGE HALTUNG

Verfolgen Sie stets mit den Augen die Bewegung des Balls. Wenn die Hand den höchsten Punkt erreicht hat, sollten die Knie noch immer ganz leicht gebeugt sein.

ÜBUNGSLISTEN

Der große Vorteil der Progressiven Muskelrelaxation ist, dass sie jederzeit eingesetzt werden kann, wenn man sie braucht. Sei es, um auftretende Schmerzen oder Verspannungen schnell und gezielt abzubauen, sei es, um einfach das tägliche Übungsprogramm irgendwo unterwegs zu praktizieren. Natürlich können Sie dabei ganz nach Ihrer Intuition vorgehen. Oder Sie orientieren sich an den folgenden Übungslisten.

Lassen Sie sich nicht davon irritieren, dass die Übungen auf den Listen jeweils im Liegen oder/und im Sitzen beschrieben sind. Sie können sie fast alle in jeder gewünschten Position ausführen – im Liegen, Sitzen oder Stehen. Die Kurzfassungen vom Beginn des zweiten Übungskapitels sowie diejenigen Übungen im Sitzen, die eine oder mehrere Grundübungen kombinieren, sind in den Listen nicht berücksichtigt. Wenn Sie schon fortgeschritten sind, können Sie diese natürlich ebenfalls anwenden. Der erste Schritt lautet immer: Atmen Sie tief und gleichmäßig in den Bauch hinein.

BAUCHSCHMERZEN

- Lassen Sie das Sonnengeflecht erstrahlen (Seite 38/60)
- Bilden Sie eine Bauchkuhle (Seite 39)
- Alle Atemübungen (oder eine Auswahl) (Seite 27 und ab Seite 66)

KOPFSCHMERZEN

- Stirnfalten adieu! (Seite 33)
- Rümpfen Sie die Nase (Seite 34)
- Riskieren Sie eine lockere Lippe (Seite 35)
- Befreien Sie den Nacken (Seite 36)
- Außerdem: Sorgen Sie, wenn möglich, für ausreichend frische Luft- beziehungsweise Sauerstoffzufuhr.

NACKENVERSPANNUNGEN/-SCHMERZEN

- Befreien Sie den Nacken (Seite 36)
- Dehnen Sie den Hals (Seite 63)
- Lassen Sie ruhig mal die Schultern hängen (Seite 37/62)

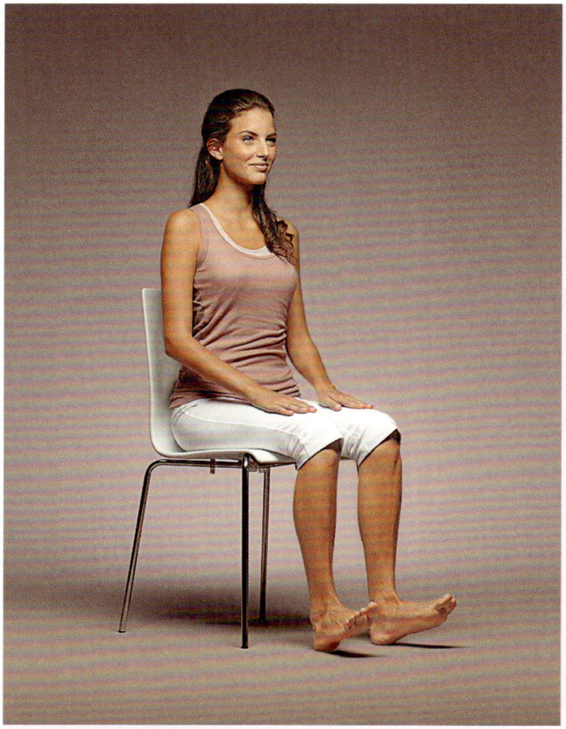

Ob Sie eine Übung im Sitzen, Liegen oder Stehen ausführen, bleibt Ihnen überlassen

- Schultervariation II (Seite 63)
- Alle Atemübungen (oder Auswahl) (Seite 27 und ab Seite 66)

OBERSCHENKEL-KRÄMPFE

- Entlasten Sie die Beine (Seite 42)
- Außerdem: Die Beine auslockern und -schütteln, kleine Kicks nach vorn, zur Seite und nach hinten ausführen.

RÜCKENSCHMERZEN

- Katzenbuckel (Seite 61)
- Beine in die Waagerechte (Seite 59)
- Befreien Sie den Nacken (Seite 36)
- Lassen Sie ruhig mal die Schultern hängen (Seite 37/62)
- Schultervariation I (Seite 62)
- Schultervariation II (Seite 63)
- Alle Atemübungen (oder eine Auswahl) (Seite 27 und ab Seite 66)

SCHLAFSTÖRUNGEN

Bitte führen Sie hier alle Übungen im Liegen aus. Siehe auch Kasten »Einschlafhilfe« (Seite 7)

Bei kalten Händen und/ oder Füßen

- Ballen Sie die Faust (Seite 30)
- Lassen Sie die Oberarmmuskeln spielen (Seite 32)
- Entlasten Sie die Beine (Seite 42)
- Entspannen Sie die Waden (Seite 44)
- Zehenspitzen zum Boden drücken (Seite 45)
- Zehengreifen (Seite 45/58)

Bei Nervosität und Unruhe

➤ Machen Sie alle Grundübungen (ab Seite 30). Zusätzlich kann helfen:

➤ Schultervariation I (Seite 62)

➤ Schultervariation II (Seite 63)

➤ Dehnen Sie den Hals (Seite 63)

➤ Lassen Sie ruhig mal die Schultern hängen Seite (37/62)

➤ Lassen Sie das Sonnengeflecht erstrahlen Seite (38/60)

➤ Bilden Sie eine Bauchkuhle (Seite 39)

➤ Alle Atemübungen (oder eine Auswahl) (Seite 27 und ab Seite 66)

STRESS

➤ Stirnfalten adieu! (Seite 33)

➤ Rümpfen Sie die Nase (Seite 34)

➤ Riskieren Sie eine lockere Lippe (Seite 35)

➤ Befreien Sie den Nacken (Seite 36)

➤ Lassen Sie ruhig mal die Schultern hängen (Seite 37/62)

➤ Lassen Sie das Sonnengeflecht erstrahlen (Seite 38/60)

➤ Bilden Sie eine Bauchkuhle (Seite 39)

➤ Alle Atemübungen (oder eine Auswahl) (Seite 27 und ab Seite 66)

»UNSICHTBAR« ÜBEN – SO MERKT ES NIEMAND

➤ Ballen Sie die Faust (Seite 30)

➤ Lassen Sie ruhig mal die Schultern hängen (Seite 37/62)

➤ Stärken Sie die Kraft der Basis (Seite 41)

➤ Lassen Sie das Sonnengeflecht erstrahlen (Seite 38/60)

➤ Bilden Sie eine Bauchkuhle (Seite 39)

➤ Entspannen Sie die Waden (Seite 44)

➤ Entlasten Sie die Beine (Seite 42)

➤ Zehengreifen (Seite 45/58)

➤ Zehendrücken (Seite 58)

WADENKRÄMPFE

➤ Entspannen Sie die Waden (Seite 44)

➤ Zehenspitzen zum Boden drücken (Seite 45)

➤ Zehengreifen (Seite 45/58)

➤ Zehendrücken (Seite 58)

IHRE BEDÜRFNISSE ZÄHLEN

Die Übungslisten sind übrigens zur Anregung gedacht. Suchen Sie diejenigen Übungen aus, nach denen Ihnen zumute ist. Was Ihnen guttut, entscheiden nur Sie allein!

Register

Übungsregister

Bücher und Adressen, die weiterhelfen

Bücher

Bernstein, Douglas A./Borkovec, Thomas D.: **Entspannungstraining. Handbuch der progressiven Muskelentspannung.** Klett-Cotta

Jacobson, Edmund: **Entspannung als Therapie. Progressive Relaxation in Theorie und Praxis.** Klett-Cotta

Petermann, Franz/Vaitl, Dieter: **Entspannungsverfahren: Das Praxishandbuch.** Beltz

Vester, Frederic: **Phänomen Stress.** dtv

Gert Kaluza: **Gelassen und sicher im Stress. Das Stress-Kompetenz-Buch.** Springer

Weitere Bücher aus dem GRÄFE UND UNZER VERLAG

Eßwein, Jan T.: **Achtsamkeitstraining** (mit CD)

Grasberger, Delia: **Autogenes Training** (mit CD)

Hinterthür,Petra/ Lie, Foen Tjoeng/ Oberlack, Helmut: **Qigong** (mit CD)

Mannschatz, Marie: **Meditation** (mit CD)

Mertens Wilhelm/ Oberlack, Helmut: **Qigong**(mit CD)

Sander, Michael: **Yin-Yoga** (mit CD)

Trökes, Anna: **Yoga Nidra. Die Yoga-Tiefenentspannung** (mit CD)

Adressen

Deutsche Gesellschaft für Entspannungsverfahren
www.dg-e.de

Deutsche Gesellschaft für alternative Medizin
www.dgam.de

Deutscher Wellness-Verband
www.wellnessverband.de

Krankenkassen und Kosten

Die meisten Krankenkassen übernehmen anteilig oder bis zu 80 % die Kosten für die Progressive Muskelrelaxation. Voraussetzung ist allerdings in der Regel die von den Krankenkassen anerkannte Zertifizierung des Therapeuten.

Dank des Autors

Mein besonderer Dank für die harmonische und fruchtbare Zusammenarbeit gilt der Redakteurin Nikola Hirmer sowie der Lektorin Ulrike Schöber. Ebenso Anke Grabner, die mich bei Schreibarbeiten und am PC unterstützte. Und nicht zuletzt möchte ich meiner Frau Charlotte Danke sagen, die uns während der Grob- und Feinarbeit im Zusammenhang mit der Texterstellung mit großer Geduld und Nachsicht getragen hat.

WICHTIGER HINWEIS

Die Inhalte des vorliegenden Ratgebers wurden sorgfältig recherchiert und haben sich in der Praxis bewährt. Alle Leserinnen und Leser sind jedoch aufgefordert, selbst zu entscheiden, ob und inwieweit sie Übungsanleitungen und Anregungen aus diesem Buch umsetzen wollen. Autor und Verlag übernehmen keine Haftung für die Resultate.

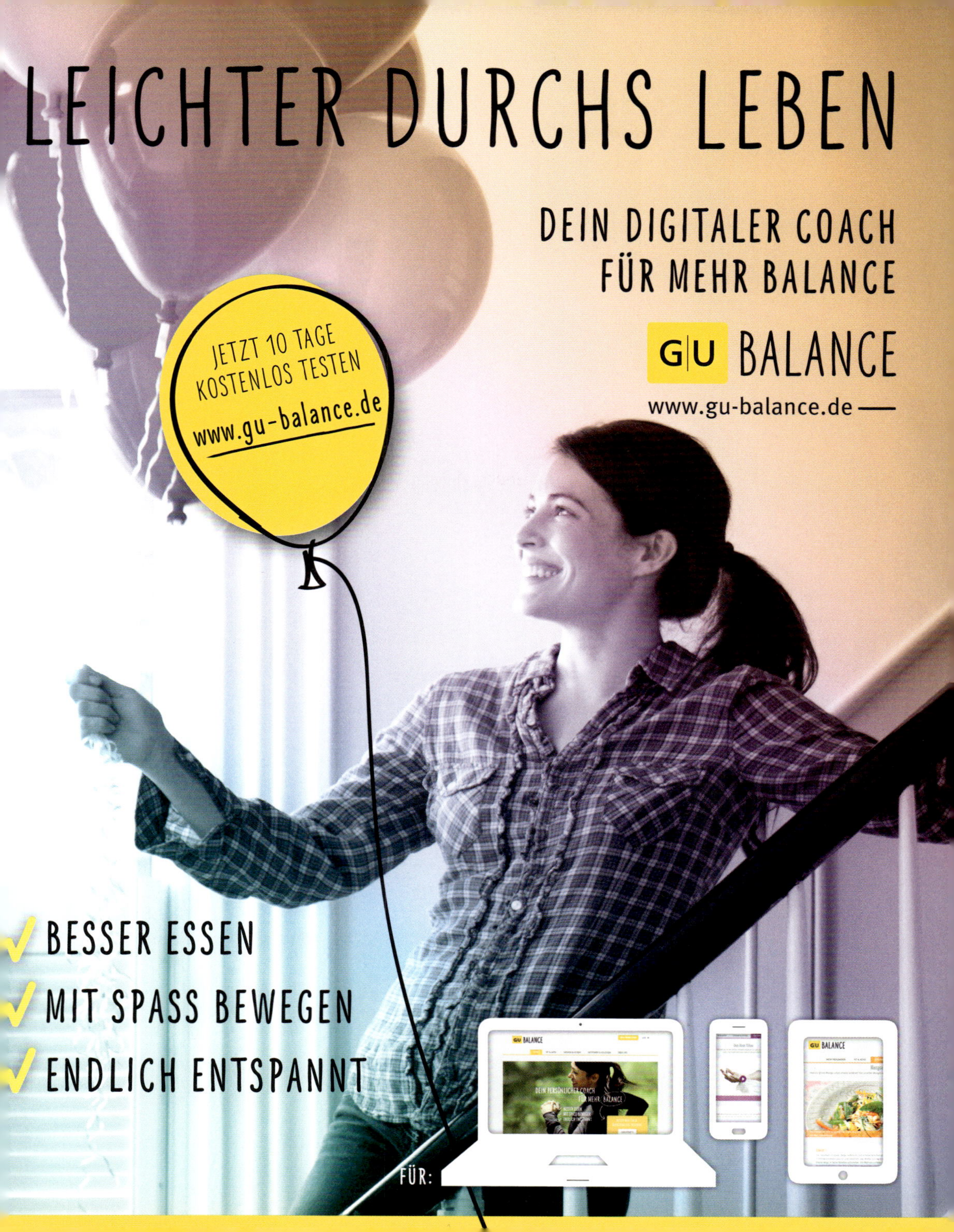

Impressum

Aktualisierte Neuausgabe von Progressive Muskelentspannung
ISBN 978-3-7742-1817-2
(1.Auflage 2004)

Projektleitung: Nikola Hirmer (Neuausgabe), Ilona Daiker (Erstausgabe)
Lektorat: Ulrike Schöber, Dortmund
Satz und Gestaltung: Christopher Hammond
Layout und Umschlaggestaltung: independent Medien-Design (Horst Moser)
Herstellung: Markus Plötz
Lithos: Repro Ludwig, Zell am See
Druck und Bindung: Print Consult, München

ISBN 978-3-8338-4571-0

1. Auflage 2015

GRÄFE UND UNZER

Ein Unternehmen der
GANSKE VERLAGSGRUPPE

Bildnachweis

Cover und Fotoproduktion: Johannes Rodach

Weitere Bilder: Seite 2, 3: Getty, Seite 9: Jalag Syndication, Seite 17: Corbis, Seite 19: Getty, Seite 20: Masterfile, Seite 23: GU Archiv (Marcel Weber)

CD

Text: Dr. Friedrich Hainbuch
Musik: komponiert und arrangiert von Thomas Schwaiger Programming, Synthesizers: Thomas Schwaiger
Gitarre: Ossi Schaller
Piano, Fender-Rhodes: Thomas Schwaiger
Zimbals: Stephan Eppinger
Sprecherin: Dagmar Dempe
Sprachaufnahmen: Groundlift Studio, Schondorf, Dieter Kurz und Daniel Betz.
Aufgenommen (Musik), gemischt und gemastert von Dieter Kurz im Tonwerk Greifenberg.
Ausführend produziert von Thomas Schwaiger für phonopool.

Syndication:
www.jalag-syndication.de

Umwelthinweis:
Dieses Buch ist auf PEFC-zertifiziertem Papier aus nachhaltiger Waldwirtschaft gedruckt.

QUALITÄTS G|U GARANTIE

Liebe Leserin, lieber Leser,

haben wir Ihre Erwartungen erfüllt? Sind Sie mit diesem Buch zufrieden? Haben Sie weitere Fragen zu diesem Thema? Wir freuen uns auf Ihre Rückmeldung, auf Lob, Kritik und Anregungen, damit wir für Sie immer besser werden können.

GRÄFE UND UNZER Verlag
Leserservice
Postfach 86 03 13
81630 München
E-Mail:
leserservice@graefe-und-unzer.de

Telefon: 00800 / 72 37 33 33*
Telefax: 00800 / 50 12 05 44*
Mo–Do: 8.00–18.00 Uhr
Fr: 8.00–16.00 Uhr
(gebührenfrei in D, A, CH)*

Ihr GRÄFE UND UNZER Verlag
Der erste Ratgeberverlag – seit 1722.

www.facebook.com/gu.verlag